Hommage de l'auteur.

Lens, 5 juillet 1909

[illegible]

8 Place. Lens

Dr G. FRÉMICOURT

LAURÉAT DE LA FACULTÉ LIBRE 1906-1907

ÉTUDE SUR LES KYSTES VÉGÉTANTS

ET

L'ÉPITHÉLIOME PAPILLAIRE A CELLULES CYLINDRIQUES

DE LA MAMELLE

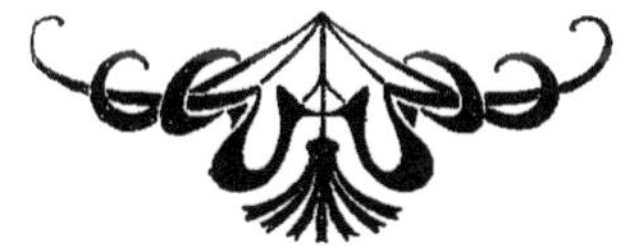

LILLE

LILLE, IMPRIMERIE G. DUBAR & Cie, 8, GRANDE-PLACE

1909

A LA MÉMOIRE DE MON FRÈRE ALEXANDRE.

A TOUS CEUX QUI ME SONT CHERS.

A MON PRÉSIDENT DE THÈSE

MONSIEUR LE DOCTEUR CURTIS

Professeur d'Anatomie pathologique et de Pathologie générale.

INTRODUCTION

Il y a quelques mois, nous avons eu l'occasion, dans le service de Clinique chirurgicale de M. le Professeur DURET, *d'assister à une amputation du sein pour une tumeur kystique de la mamelle. L'ouverture du kyste nous montra une végétation verruqueuse implantée sur la paroi. Vu la rareté du cas, nous avons résolu de faire, des kystes avec épithéliome papillaire, le sujet de notre thèse.*

Avant d'entreprendre ce travail, il nous reste un devoir bien agréable à remplir : celui d'exprimer à nos parents notre profonde affection et notre vive reconnaissance. Nous n'oublierons jamais ce qu'ils ont fait pour notre instruction et les encouragements qu'ils nous ont toujours prodigués.

Merci à nos maîtres de la Faculté libre de Lille, de leurs sages conseils et de leur précieux enseignement.

Merci encore aux camarades excellents, dont la bonne affection et la franche camaraderie nous rendirent plus agréables nos années d'étudiant. Nous garderons d'eux un souvenir vivace.

A M. le Docteur Dominique AUGIER, *qui a contribué à l'élaboration de notre thèse, nous devons un témoignage spécial de reconnaissance.*

M. le Professeur CURTIS *a bien voulu accepter la présidence de notre thèse. Nous apprécions vivement le grand honneur qu'il nous fait et nous l'assurons de notre plus profonde gratitude.*

DÉFINITION

Parmi les nombreuses variétés de tumeurs bénignes et de tumeurs malignes du sein, il en est une des plus rares : c'est celle que CORNIL a désignée sous le nom d'**épithélioma papillaire à cellules cylindriques.**

On désigne sous ce nom une variété de tumeur pouvant se présenter sous deux formes différentes : une tumeur plus ou moins volumineuse, ressemblant, à l'œil nu, au cancer et caractérisée, au microscope, par des alvéoles et de minces papilles souvent arborisées, couvertes de longues cellules cylindriques, ou bien encore sous forme de masses végétantes en chou-fleur, présentant la même structure microscopique et situées à l'intérieur des kystes plus ou moins volumineux intra-mammaires.

Nous avons surtout en vue, dans cette étude, la **variété si spéciale de ces kystes du sein** dont la face interne présente des végétations épithéliales papillaires, absolument analogues à celles que l'on observe dans certains kystes végétants de l'ovaire et qui représentent, en somme, le type de l'épithéliome papillaire végétant à cellules cylindriques.

Cette variété de tumeurs est fort intéressante, d'abord par sa rareté, ensuite par ce fait que si ces épithéliomes papillaires se rapprochent, par certains points, des adénomes purs et des fibro-adénomes papillaires et ont une évolution bénigne dans la grande majorité des cas, ils n'en ont pas moins des caractères communs avec les tumeurs malignes et peuvent, comme elles, se généraliser dans certains cas.

Nous chercherons, d'abord, à faire rapidement l'historique de la question ; puis, après avoir réuni les diverses observations concernant des faits analogues, nous aborderons le chapitre de l'anatomie pathologique et ferons une courte étude de ces néoplasmes au point de vue clinique.

HISTORIQUE

Cette variété de tumeurs a surtout été étudiée en Angleterre et en France. Les auteurs les décrivent sous des noms divers : fibromes endo-canaliculaires papillaires, papillomes des conduits galactophores, cancers villeux, épithéliomes dendritiques, épithéliomes papillaires à cellules cylindriques, ce dernier donné par CORNIL.

Le premier travail que nous possédons sur ce sujet est la thèse de ROGEAU (1874). En 1876, paraît le traité des tumeurs bénignes du sein, de MM. LABBÉ et COYNE. Ces derniers montrent que ces kystes sont dus à une dilatation des canaux glandulaires résultant de l'oblitération de ceux-ci par une tumeur endo-canaliculaire.

CORNIL, qui, déjà en 1869, après l'examen d'une tumeur enlevée par le professeur RICHET, avait donné une première description de cet épithéliome, confirme son étude dans la seconde édition de son manuel d'histologie pathologique 1884 et dans une série de communications faites à la Société anatomique de Paris 1886, 1889, etc.

Vers la même époque, et après lui, viennent les cas publiés par Bilton-Pollard, Pilliet, Butlin, Bowlby, Robinson, Backer.

Reverdin et Mayor, dans la Revue médicale de la Suisse Romande 1890, donnent une observation détaillée de ce genre de tumeurs et ajoutent quelques considérations théoriques sur la question.

Tous ces travaux sont résumés par Delbet, dans son traité de Chirurgie 1894.

M. le Docteur Larunie, dans sa thèse inaugurale (Bordeaux 1894), étudie cette tumeur, tant au point de vue clinique qu'anatomo-pathologique. Il en reconnaît la malignité, mais fait remarquer que son allure clinique est loin de ressembler à celle du cancer et que le pronostic en doit être moins sévère.

Parmi les travaux ou observations qui paraissent ensuite, nous pouvons citer les cas de MM. Guenard, Ricard, Morestin, Peraire, l'article de Roberts sur ces kystes du sein 1900, et l'étude clinique des cancers du sein, par Le Dentu 1902. Ce chirurgien signale deux cas opérés par lui, mais qu'il se refuse à comprendre dans sa statistique des cancers du sein opérés, vu le peu de tendance qu'ont ces tumeurs à récidiver ou à se généraliser.

Nous signalerons encore l'Etude des Maladies de la Mamelle, par MM. Binauld et Braquehaye, où ces auteurs apportent les idées de Duplay et Delbet sur l'anatomie pathologique de cette variété d'épithéliome, et enfin, le Traité des Tumeurs du Sein, par CORNIL 1908. Dans ce travail, l'auteur, se basant sur toutes les observations parues, sur des cas identiques constatés chez les animaux et étudiés par M. PETIT d'ALFORT, conclut que cette tumeur, dont l'allure clinique est souvent bénigne, peut, dans certains cas, acquérir toute la malignité du cancer.

OBSERVATIONS

OBSERVATION (Résumée)

M. Coyne. — *In traité des tumeurs bénignes du sein, de MM. Labbé et Coyne,* 1876.

La nommée N..., âgée de 49 ans, présente une tumeur kystique du sein. Santé vigoureuse, aucun antécédent héréditaire, elle aurait eu quatre enfants.

Elle s'est aperçue, il y a dix ans, de l'existence de la tumeur. A cette époque, cette production morbide, peu volumineuse, siégeait en dehors du mamelon, se présentant sous la forme d'une petite bosselure roulant sous le doigt.

En pressant sur la tumeur, il s'écoulait un liquide sanguinolent par le mamelon. Il y a deux ans et demi, cette tumeur augmente brusquement de volume et devient fluctuante. A ce moment, un médecin la ponctionna et il s'écoula environ deux verres d'un liquide rougeâtre et visqueux. Cet écoulement se reproduisit plusieurs fois.

A son entrée à l'hôpital, la santé de la malade est excellente ; on constate l'existence d'une tumeur volumineuse, développée dans la partie du sein droit, qui est au-dessous du mamelon.

Pas d'adhérences aux parties profondes, peau non envahie, mais adhérente à la poche antérieure de la tumeur. Par le trajet fistuleux (résultat de la mèche laissée après la ponction au bistouri), s'écoule un liquide sanguinolent. Pas de ganglions axillaires. Rien de particulier dans le sein gauche. Malade opérée le 24 mai 1874.

Examen anatomique. — 3 poches kystiques assez vastes et remplies d'un sang noirâtre. Les parois sont fibreuses. Sur plusieurs points de la face interne sont attachés de gros bourgeons charnus. Le contenu de ces kystes est jaunâtre, visqueux, peu abondant.

Examen microscopique. — Les productions intrakystiques sont formées par des végétations papillaires, très ramifiées et recouvertes par un éphithélium cylindrique. La nervure centrale de chacune des végétations est constituée par du tissu conjonctif, dont les vaisseaux se dirigent à droite et à gauche, divergent vers le sommet, pour former les nervures secondaires.

Les parois du kyste sont constituées par du tissu fibreux.

OBSERVATION (Résumée)

ANTH. A. BOWLBY, *Saint Bartholomew's Hospital Reports.*

Elisa C..., âgée de 43 ans, entre à Laurence Ward, dans le service de M. Backer, le 16 septembre 1883.

La malade avait remarqué la présence de quelques tumeurs dans le sein gauche, il y a quatre ou cinq mois. En examinant le sein, on trouvait quelques tumeurs dures et arrondies. Les ganglions de l'aisselle n'étaient pas engorgés.

Le 12 septembre, M. Backer enlève facilement les deux tumeurs.

Je n'ai pas vu la malade à cette époque et je n'ai jamais eu l'occasion d'examiner les tumeurs, mais le 2 mai 1887, la malade retournait à l'hôpital, pour une récidive de la tumeur qui s'était produite depuis environ 1 an.

A ce moment, dans le sein, on trouvait une tumeur irrégulière et lobulée, située au-dessous du mamelon, faisant saillie extérieurement, donnant une sensation d'élasticité et presque de fluctuation, par endroits. Il n'y avait pas d'engorgement ganglionnaire, et la peau n'était pas envahie, aucun écoulement par le mamelon n'avait été noté.

Le 5 mai, M. Backer enleva tout le sein, et on constata que la tumeur était formée de lobules arrondis, encapsulés qui, après incision, furent trouvés contenant de la sérosité teintée de sang et une tumeur rouge foncée, très molle et friable.

Quelques-unes de ces tumeurs étaient tout à fait distinctes de la masse principale. Un de ces nodules, en particulier, était si fortement pigmenté, qu'il ressemblait à un sarcome mélanique. Quelques-unes de ces tumeurs siégeaient dans le sein, d'autres étaient situées dans le tissu environnant la glande.

La plaie marcha très bien, et la malade fut soulagée.

En mars 1888, j'envoyai prendre des nouvelles de la malade, pour savoir s'il n'y avait pas de récidive, et je trouvai à la partie la plus inférieure de la cicatrice, un petit nodule de la grosseur d'une noisette ; après plusieurs hésitations, la malade consentit à se laisser opérer. Après l'opération faite par M. Backer, un examen minutieux montra qu'il n'y avait pas d'autre tumeur, ni d'infection des ganglions dans l'aisselle.

La tumeur enlevée n'était pas aussi pigmentée que beaucoup de celles dont nous avons parlé dans les autres observations, mais elle n'en différait pas sous les autres rapports.

OBSERVATION (Résumée)

Tumeur kystique de la mamelle. K. prolif. — MALHERBE, *(Soc. anat. de Nantes*, 1884*)*.

M. Malherbe présente une assez volumineuse tumeur du sein qu'il a enlevée à une femme âgée de 65 ans. La tumeur avait débuté depuis 3 ou 4 ans au moins, et avait donné lieu à un écoulement assez abondant de sérosité roussâtre par le mamelon. Du reste, la tumeur paraissait être bénigne : pas d'adhérences, pas de ganglions, pas de douleurs, marche lente. Ce n'est que 3 ans après le début du mal, que la malade consentit à se faire opérer. L'opération fut excessivement simple, et une réunion par première intention eut lieu. En examinant la pièce, on trouve qu'elle est composée d'un grand kyste contenant un liquide louche et d'une grosse masse de végétations faisant saillie dans l'intérieur du kyste. Des coupes pratiquées sur ces végétations montrent qu'il s'agit d'une sorte d'adénome végétant : de délicates cloisons connectives sont tapissées par un épithélium cylindrique long et touffu, ayant, par places, tendance à se stratifier. Le centre des cavités contient fréquemment des détritus granuleux ou une matière d'apparence colloïde. Lorsque entre les surfaces tapissées d'épithélium, il y a une masse connective d'une certaine épaisseur, on constate fréquemment dans cette masse l'altération si fréquente dans les productions fibro-muqueuses, que nous appellerons dégénérescence mycélioïde. Dans d'autres points cette trame est sillonnée par des rangées de cellules épithéliales qui, par places, rappellent l'envahissement du tissu fibreux par des masses épithéliomateuses. Ce fait est assez intéressant et montre par où l'adénome, tumeur bénigne, se rapproche de l'épithéliome, tumeur maligne et envahissante. Cet adénome kystique avec végétations rentre dans le groupe de ce qu'on a appelé kystes prolifères.

OBSERVATION (Résumée)

BILTON POLLARD. — *Transact. of the Path. Soc. of London,* 1886 vol. XXXVII, p. 483.

Femme âgée de 50 ans. Elle avait remarqué, depuis 12 ans, un écoulement de sérosité teintée de sang se faisant par le mamelon. Cet écoulement dura trois ans sans aucun autre symptôme et fut ensuite suivi par un néoplasme verruqueux faisant saillie en dehors du mamelon. Quoiqu'il eût été détruit pendant longtemps par des caustiques et des ligatures, il continua à augmenter et, dans le sein, se forma une masse dure s'étendant à deux pouces du mamelon, mais n'ayant pas envahi la peau, ni infecté les ganglions.

Après l'ablation du sein, on constata que le néoplasme avait une couleur rouge noirâtre, d'apparence granuleuse et de consistance friable.

L'examen microscopique montra que la tumeur était un papillome arborescent. Elle était formée de tissu conjonctif très délicat poussant des prolongements papillaires recouverts de deux ou trois couches d'épithélium.

OBSERVATION (Résumée)

ANTH. A. BOWLBY. — *Saint-Bartholomew's Hospital Reports,* vol. XXIV.

Sarah B..., âgé de 39 ans entre à Laurence Ward, dans le service de M. Morant Backer, le 26 février 1886, pour une tumeur du sein droit. Elle était mariée, avait eu cinq enfants et avait fait une fausse couche, seize mois avant son entrée à l'hôpital.

Elle raconta que, environ sept mois avant qu'elle consultât M. Backer, elle remarqua une petite tumeur sur le sein droit et qu'un mois plus tard, elle vit se produire un écoulement par le mamelon, qui continua par intervalles jusqu'à son entrée.

En examinant le sein droit, on vit une tumeur de la grosseur d'une noisette, juste au-dessous du mamelon. Elle avait une forme arrondie, était élastique au toucher. En cherchant à provoquer la fluctuation, on fit sortir par le mamelon environ une cuillerée à thé d'une sérosité légèrement sanguinolente et la tumeur diminua subitement de volume.

Le 30 mars, la tumeur fut enlevée avec une portion des tissus formant la base du mamelon. La tumeur était kystique et le kyste était formé par la dilatation de l'un des conduits galactophores.

Attachée dans la cavité du kyste se trouvait une petite excroissance de forme papillomateuse, d'un rose vif et semblable à une framboise.

Sur la surface du reste du kyste, étaient environ 10 à 12 petites excroissances de la grosseur d'une tête d'épingle et toutes sessiles. La paroi du kyste était mince et membraneuse.

Le 22 novembre de la même année, la malade écrivait qu'elle était en bonne santé et ne souffrait pas du sein.

OBSERVATION (Résumée)

ANTH. A. BOWLBY. — *Saint-Bartholomew's Hospital Reports*, vol. XXIV.

Henriette N..., âgée de 44 ans, entre à Laurence Ward, dans le service de M. Backer, le 7 juin 1886. Elle était mariée, avait 5 enfants. Elle avait toujours joui d'une bonne santé, mais n'avait pu donner à têter du sein droit. L'histoire de sa famille ne présente rien de notable, si ce n'est que sa mère était morte d'un cancer du sein.

L'histoire donnée par la malade apprit que, après une fausse couche, survenue il y avait quatre ans, elle nota d'abord un léger écoulement par le mamelon droit, écoulement qui était toujours plus marqué à la période de la menstruation. Environ deux mois avant son entrée, l'écoulement avait été plus abondant et une tumeur était apparue en même temps un peu en dehors du mamelon.

Etat actuel : la malade est une femme ayant les apparences d'une bonne santé. Juste au-dessous du mamelon, se trouve une tumeur de la grosseur d'une noisette, incluse dans le reste du sein, ferme mais élastique au toucher, mobile sur les parties profondes du sein et évidemment en connexion avec les conduits situés au-dessous du mamelon. Celui-ci n'est cependant pas rétracté et, en le pressant, il se produit un léger écoulement. Les ganglions de l'aisselle ne sont pas engorgés.

Le 10 juin, la tumeur fut enlevée ; elle était formée de deux petits kystes contenant une excroissance molle, rouge et friable, avec un liquide sanguinolent. Cette excroissance avait une surface granuleuse et tenait à la paroi du kyste par sa plus grande partie. La paroi du kyste était continue avec le tissu voisin du sein.

Le 22 novembre, la malade faisait savoir que la tumeur ne s'était pas reproduite, mais qu'il y avait encore un écoulement par le mamelon.

OBSERVATION (Résumée)

ANTH. A. BOWLBY. — *Saint-Bartholomew's Hopital Reports*, vol. XXIV.

Florence S..., âgée de 29 ans, non mariée, entre à Président Ward dans le service de M. Smith, le 1er avril 1886. Son histoire passée et celle de sa famille étaient bonnes. Elle avait d'abord remarqué une tumeur dans son sein en décembre 1885, son attention étant attirée par quelques légères douleurs. Depuis, elle remarqua que la tumeur avait légèrement augmenté de volume. Il y avait eu un léger écoulement de liquide sanguinolent sortant par le mamelon.

Etat à l'entrée de la malade : Sur la partie la plus proéminente et la plus extérieure du sein gauche, se trouve une tumeur vague, de consistance irrégulière, ayant la grosseur d'un œuf de pigeon. La peau est irrégulièrement soulevée sur la tumeur, mais n'est pas adhérente. Il n'y a pas de ganglions engorgés. Le mamelon n'est pas rétracté.

Le 5 avril, M. Smith fit une incision sur la tumeur et vit que le sein était induré ; il enleva la tumeur avec environ la moitié de la glande mammaire.

En examinant la tumeur, on vit qu'elle était formée de plusieurs tumeurs distinctes en contact immédiat. Elles étaient contenues dans des kystes ; de plus, le dernier contenait du sang coagulé et de la sérosité liquide.

La partie solide de la tumeur était rouge, molle, granuleuse et très friable, mais n'ayant pas l'aspect d'un sarcome, ni d'un squirrhe du sein.

La malade fit une bonne convalescence, mais on n'a pas eu de ses nouvelles depuis son départ de l'hôpital, et on n'a pu obtenir aucune réponse aux lettres de demande, car elle avait quitté sa place après son départ.

OBSERVATION (Résumée)

ANTH. A. BOWLBY. — *Saint-Bartholomew's Hospital Reports*, vol. XXIX.

Mary-Anne H..., âgée de 67 ans, entre à Laurence Ward, dans le service de M. Smith, le 25 août 1887. Elle était mariée, mais n'avait pas d'enfants. Santé générale bonne.

Elle disait qu'il y a quatre ans, elle avait remarqué une tumeur sur le sein gauche très près du mamelon. Pendant trois ans, elle n'avait éprouvé aucune douleur, mais un an avant son entrée, elle avait ressenti un peu de gêne et il s'était produit un écoulement de liquide rouge foncé sortant par le mamelon. Il y a une quinzaine de jours, le sein devient subitement enflammé et durcit ; cela avait continué ainsi depuis son entrée à l'hôpital.

Etat de la malade à son entrée : La partie interne et inférieure du sein gauche est indurée et la peau, à sa surface, est rouge. Toute cette partie du sein est plus dure qu'à l'état normal. En deux endroits distincts, une fluctuation nette peut être perçue. Le mamelon est normal. Les ganglions sont ni hypertrophiés ni indurés.

Le 31 août, un des vaisseaux du kyste se rompit et laissa écouler une petite quantité de liquide rouge.

Le 1er septembre, la malade fut amenée à la consultation. L'opinion générale fut que la tumeur était de nature maligne et que c'était probablement un carcinome squirrheux.

Le 2 septembre, on incisa la tumeur et une certaine quantité de liquide sanguin s'en échappa. Ce traitement n'étant suivi d'aucune amélioration, M. Smith amputa le sein, le 15 septembre. L'examen consécutif montra qu'une grande partie du sein était normale. Une incision pratiquée à l'endroit ponctionné le 2 septembre, entra dans un kyste de la grosseur d'une noix à parois molles. Ce kyste ne contenait pas de tumeur solide. Au-dessous du mamelon, se trouvait un autre kyste qui n'avait pas été ouvert. Il contenait un peu de liquide sanguinolent et une petite tumeur granuleuse et friable, de coloration rouge foncé. Cette tumeur était en continuité avec un tissu induré et noduleux, situé partiellement dans la paroi du kyste et partiellement dans le tissu avoisinant du sein. Sur une section, ce tissu avait les apparences d'un squirrhe.

En juillet 1888, la malade était tout à fait bien et on ne trouvait aucune tumeur dans le sein, ni dans l'aisselle.

OBSERVATION (Résumée)

ANTH. A. BOWLBY. — *Saint-Bartholomew's Hospital Reports*, vol. XXIX.

Suzanne S..., âgée de 64 ans, entre à Sitwell Ward, dans le service de M. Backer, le 8 juin 1887. Elle avait été mariée et avait eu trois enfants. Sa santé générale avait été bonne. Sa mère était morte d'un cancer.

Dix-huit mois avant son entrée, la malade avait remarqué, dans le sein gauche, la présence d'une tumeur qui était, à cette époque, de la grosseur d'une noisette. Elle avait constamment augmenté de volume. Il n'y avait pas eu d'écoulement par le mamelon.

A l'examen, on vit que dans le sein siégeait une tumeur considérable, située, en plus grande partie, à la partie interne de la glande. La tumeur était très irrégulière à sa surface et dure au toucher. Il y avait plusieurs masses arrondies ; quelques-unes donnaient une sensation de fluctuation, tandis que d'autres avaient une apparence solide. Le mamelon n'était pas rétracté ; la peau n'était pas prise, les ganglions de l'aisselle n'étaient pas engorgés.

Le 9 juin, la malade fut ramenée pour une consultation

et l'opinion généralement exprimée fut que la tumeur était un sarcome kystique. On conseilla l'amputation du sein.

Le 16 juin, on pratiqua l'opération et l'examen consécutif montra les lésions suivantes : la tumeur principale consistait en une série de kystes pleins de sang coagulé, de sérosité et contenant une tumeur molle, rouge et friable. La tension du kyste était considérable et, avant d'être incisé, il donnait la sensation d'un corps solide. Quelques-uns de ces kystes ne contenaient que du sang noir coagulé ; beaucoup de ceux-ci ne dépassaient pas le volume d'un pois.

Le 20 juin, la malade fut atteinte d'un érysipèle et elle en mourut, le 26 juin. L'examen fait après la mort ne montra aucune tumeur ni dans le sein, ni dans l'aisselle.

OBSERVATION (Résumée)

Anth. A. Bowlby. — *Saint-Bartholomew's Hospital Reports*, vol. xxiv.

Caroline T..., âgée de 38 ans, entrait à President Ward, dans les services de M. Butlin, le 13 septembre 1888. Elle était mariée ; elle avait joui d'une bonne santé générale, sa mère était morte d'un cancer au sein.

Elle avait remarqué la présence d'une tumeur dans le sein droit, il y avait un an ; elle disait que cette tumeur avait augmenté très lentement. Trois mois avant son entrée, un écoulement sanguinolent commença à sortir par le mamelon, et continua ainsi jusqu'à son entrée à l'hôpital. Elle n'éprouvait aucune douleur.

En examinant le sein, on vit une petite excoriation sur le mamelon, et en exerçant une légère pression, on fit sortir une goutte de sérosité fluide. En dedans du mamelon, était une tumeur dure, de la grosseur d'une petite noix, mobile dans la glande, irrégulièrement arrondie et légèrement lobulée. Quoique siégeant près du mamelon, il n'y avait pas de rétraction de celui-ci ; les ganglions de l'aisselle n'étaient pas engorgés.

Le 14 septembre, on incisa la tumeur et on enleva une excroissance molle, rouge, friable, teinte en noire par endroits ; en même temps, s'écoula du liquide sanguinolent avec du sang coagulé.

Le plaie marcha bien, et la malade quitta l'hôpital, le 29 septembre.

OBSERVATION (Résumée)

LEMOUNIER ET F. VERCHÈRE. — *Soc. anat. Paris*, 1889, p. 345.

Mlle L..., âgée de 71 ans, a toujours été d'une excellente santé. Père mort hémiplégique ; la mère était atteinte d'une ascite ; trois frères sont morts : l'un, d'une affection du cœur ; l'autre, d'une affection aiguë ; le troisième, de phtisie pulmonaire.

Le 19 avril, elle vient consulter, pour un écoulement sanguin, qui se produit par le mamelon, du côté droit. De ce côté, on sent à la palpation, une tumeur du volume d'une noix, dure, résistante : on ne sent nullement la fluctuation. La tumeur est mobile sur les parties profondes. Autour d'elle, la glande mammaire est un peu plus résistante qu'à l'état normal ; néanmoins, du côté opposé, la glande mammaire donne la même sensation.

Dans l'aisselle, pas de ganglions.

L'opération est faite le 27 avril : ablation totale de la glande mammaire, suivie du curage de l'aisselle. A l'examen, la tumeur présente une cavité d'où s'échappe un liquide séro-sanguinolent. La paroi de la cavité est lisse, régulière. Un peu en dehors, on trouve implantée sur la paroi du kyste, par un pédicule de 2 à 3 m/m. de diamètre, une végétation fongiforme, dont la grosse extrémité présente le volume d'un gros pois ; elle est lisse, régulière, de consistance ferme.

Autour du kyste, la glande mammaire est indurée.

Examen histologique, par M. Toupet :

1° La végétation est implantée sur la paroi, par un pédicule fibreux, qui ne tarde pas à se diviser en un nombre de branches considérables et se terminant par des extrémités arrondies. La charpente de cette végétation est surtout fibreuses ; les parties libres sont tapissées par un épithélium cylindrique, disposé sur une seule couche ; parfois, deux divisions de la végétation s'accolent et délimitent une cavité tapissée également, par le même épithélium cylindrique. La nature de cette végétation n'est pas douteuse, il s'agit d'un pithéliome dendritique du sein.

2° Dans les parties voisines, légèrement indurées, les parois des acini glandulaires sont hypertrophiés, les canaux galactophores sont dilatés, remplis de cellules en détritus, et quelques globules de pus. Dans le tissu conjonctif voisin, on aperçoit, autour des vaisseaux, quelques traînées d'éléments embryonnaires, mais nulle part on ne trouve d'amas épithéliaux dans le tissu conjonctif. Il n'y a pas trace de carcinome.

OBSERVATION (Résumée)

Barker. — *British medical Journal*, 1890, t. I.

La malade est une femme âgée de 52 ans, ayant les apparences d'une bonne santé. Son attention fut d'abord attirée, il y a trois ans, par la présence d'un écoulement séreux sortant du mamelon droit ; depuis, il avait toujours continué. Environ une semaine avant l'examen, le 4 février 1889, cet écoulement avait été teinté de sang.

En examinant le sein, on trouva celui-ci très atrophié et peu riche en graisse. Le mamelon repoussé sur un côté, était induré à sa base, mais fort peu, sinon pas du tout rétracté. La peau du sein n'était nullement prise, si ce n'est en un point, qui se plissait légèrement, lorsqu'on pinçait la tumeur. En ce point était une tumeur isolée, ayant la grosseur d'une noisette, siégeant juste au-dessous et sur le côté interne de la base du mamelon, et une autre dans le tissu du sein, tout près d'elle. La pression exercée sur ces nodules, amena un écoulement de sérosité sanguinolente, par le mamelon. Ce liquide contenait beaucoup de corpuscules arrondis.

La première tumeur fut, pendant quelque temps, plus grosse que l'autre. Il n'y avait pas eu de douleur dans le sein. Les ganglions de l'aisselle étaient appréciables, mais n'étaient pas engorgés et étaient librement mobiles.

Dans l'histoire de la malade, on ne trouvait pas d'abcès du sein, ni aucun traumatisme, excepté une excoriation assez grande du mamelon, survenue 22 ans auparavant, pendant qu'elle nourrissait.

La malade racontait que le mamelon avait été mordu, aussi l'irrégularité de la base de celui-ci a toujours été attribuée et probablement avec raison, à cet accident.

Le 7 février, on enlevait le sein. Les suites opératoires furent excellentes.

L'examen de la mamelle montra des faits intéressants. Une coupe faite au niveau du mamelon, fit apercevoir une dilatation très marquée des conduits galactophores, dans leur dernière portion jusqu'à la base du mamelon.

Dans le conduit le plus large, siégeait un papillome rouge vif comme une framboise, ayant le volume d'un pois et inséré sur la paroi du conduit. Sous le microscope, ce papillome était formé de tissu conjonctif, avec des vaisseaux de volume variable ; il était recouvert d'une ou plusieurs couches de cellules cubiques ou cylindriques.

Outre ces néoplasmes papillaires, il existe dans le kyste un réseau alvéolaire, formé de prolongements anastomosés. Ces prolongements sont formés de tissu conjonctif, et sont recouverts de cellules cylindriques.

Quant aux parties du sein sous-jacentes au papillome qui vient d'être décrit, on ne trouve rien d'anormal.

OBSERVATION (Résumée)

REVERDIN ET MAYOR. — *Revue médicale de la Suisse Romande*, 1890, p. 464.

Malade âgée de 46 ans, a eu six enfants, n'en a nourri aucun. Pas d'antécédents héréditaires. En 1879, la malade ressent des douleurs dans le sein gauche et s'aperçoit qu'il s'écoule par le mamelon un liquide blanc jaunâtre. En 1890, l'écoulement est sanguinolent.

A plusieurs reprises, les tumeurs apparurent et disparurent sous l'influence de l'écoulement.

Etat actuel. — Etat général assez bon, embonpoint médiocre, appétit conservé. Les deux seins sont de volume égal, peut-être une légère différence en plus, à gauche. Le mamelon gauche n'est pas rétracté. A sa surface, suinte, goutte à goutte, un liquide légèrement brunâtre. A la palpation, vers la partie inféro-interne, tumeur du volume d'une noisette, presque ronde, parfaitement lisse, mobile, sans adhérences avec la peau, légèrement douloureuse.

Sous le mamelon, seconde tumeur, formant une plaque dure, sensible à la pression et laissant écouler un liquide par le mamelon.

Dans l'aisselle gauche, plusieurs ganglions, gros comme de petits haricots, mobiles. Le 18 mars, on extirpe toute la mamelle et enlève les ganglions de l'aisselle. Les suites opératoires furent excellentes. Plus tard, on apprend que la malade est morte d'une généralisation cancéreuse.

Examen microscopique. — Kyste du volume d'une noisette, à parois lisses. Sur un point de cette paroi, est implantée une tumeur gris rose, en général, rouge brun dans un point. Cette tumeur végétante, molle, remplit presque toute la cavité. A son voisinage, on remarque sur les coupes deux îlots de tissu blanc, saillant sur la coupe, comme des corps fibreux, l'un rond, du volume d'un pois, l'autre en biscuit. D'autres kystes plus petits, sont entourés d'un tissu marbré, avec des vaisseaux dilatés.

Examen microscopique. — Au niveau du mamelon, les canaux excréteurs semblent dilatés, les replis qu'ils présentent, à leur face interne, sont allongés, hypertrophiés. Dans le tissu conjonctif, se rencontrent des nodules inflammatoires, amas de cellules embryonnaires entourant, parfois, un des canaux.

Dans la glande mammaire elle-même, les lésions sont plus ou moins avancées. 1er Degré : Dilatation notable des canalicules excréteurs des lobules. Les épithéliums des lobules prolifèrent et s'entassent sur plusieurs couches.

2° Degré : Les lobules glandulaires ont subi une augmentation considérable. Leurs acini, très nombreux et volumineux, sont remplis de cellules épithéliales tassées les unes sur les autres. A un troisième degré, formation de petits kystes, dont le plus grand nombre est occupé, en majeure partie, par des végétations dendritiques nées sur leurs parois. Les papilles allongées qui constituent ces végétations sont formées d'un tissu lâche et revêtues d'une couche régulière de cellules épithéliales cubiques ou cylindriques. Parfois, la végétation remplit le kyste en totalité ; parfois, elle flotte simplement dans un liquide homogène ou rempli de débris divers. (Cellules dégénérées, globules sanguins altérés, cristaux, matières colorantes).

Les vaisseaux de la région malade paraissent peu altérés. Les ganglions de l'aisselle n'offrent pas trace d'altération.

OBSERVATION (Résumée)

Epithéliome kystique du sein, par AL. PILLIET, 1891.

Cette femme, de 51 ans, possédait une tumeur formée de kystes tassés, remplis de végétations. Voici comment on peut expliquer leur formation :

Sur la paroi d'un cul-de-sac glandulaire, se développe un bourgeon dont le squelette est conjonctivo-vasculaire, comme celui d'une papillome, et ramifié comme lui. Le revêtement épithélial est composé de cellules cubiques sur un seul rang. Les végétations, très fines et très multipliées, se développent, agrandissent la cavité du canal, s'y replient de cent façons, de sorte que sur les coupes qui ne comprennent pas le pédicule du bourgeon vasculo-épithélial, on ne peut comprendre leur arrangement. Les vaisseaux lymphatiques qui se trouvent à la base du pédicule et autour des kystes, et qui appartiennent, par conséquent, au tissu conjonctif du sein, sont envahis par des noyaux de cellules épithélioïdes tassées, et leurs réseaux sont rendus beaucoup plus apparents, par suite de cette injection de cellules cancéreuses. Il s'agit donc d'un épithéliome malin se propageant aux lymphatiques, malgré sa forme intracanaliculaire.

On voit qu'il existe, au voisinage des kystes, des infiltrats limités des lympathiques, comparables à ceux du cancroïde plutôt qu'à ceux du cancer, mais néanmoins évidents. Sur les coupes, ils ne paraissent pas s'étendre très loin, et peut-être, ne colonisent-ils que lentement les ganglions.

OBSERVATION (Résumée)

Communiquée par Faguet et publiée in thèse Labrunie, Bordeaux, 1894.

Epithélioma dendritique du sein gauche. Envahissement des ganglions axillaires. Amputation du sein. Curage de l'aisselle. Guérison.

Mme C. P..., âgée de 68 ans. Deux grossesses normales. Mme C. P..., voulut nourrir son premier enfant, mais dut, vers le septième mois, suspendre l'allaitement, à cause d'abcès multiples du sein gauche. La suppuration produite par ces abcès dura environ deux mois. Le second enfant ne fut pas allaité par la mère. En 1892, première douleur dans le sein gauche. La malade constate, sous l'aréole, une petite tumeur du volume d'un gros pois, tumeur mobile, non adhérente avec la peau et qui, au bout de six mois, atteint le volume d'une noisette. En janvier 1893, apparition d'une seconde tumeur et d'une troisième en juin 1893. L'écoulement d'un liquide sanguinolent par le mamelon amène la diminution d'une des trois tumeurs.

Etat, octobre 1893. Sein gauche augmenté de volume et présente deux saillies anormales dans la zone mamelonnaire ; la peau a conservé ses caractères normaux, sauf en un point où elle présente une légère teinte brunâtre. Le mamelon n'est pas rétracté.

A la palpation, trois bosselures accolées les unes aux autres, siégeant sous le mamelon et l'aréole, du volume d'une noisette à celui d'une grosse noix, de consistance élastique pour les deux plus petites et nettement fluctuante pour la plus grosse. Les tumeurs non adhérentes à la peau semblent avoir des connexions intimes avec la glande mammaire, au centre de laquelle elles se perdent.

La pression sur les diverses tumeurs produit un écoulement roussâtre par le mamelon.

Les ganglions axillaires sont augmentés de volume, durs et mobiles. L'examen du sein droit et des autres organes est négatif. L'état général est excellent.

Extirpation de la mamelle suivie du curage de l'aisselle, le 4 octobre 1893. Suites opératoires excellentes.

A. Examen de la tumeur à l'état frais. — Trois cavités kystiques situées au centre de la glande sous le mamelon, d'inégal volume : l'une est de la grosseur d'un œuf de poule, les deux autres varient entre le volume d'une noisette et d'une petite noix. Ces kystes sont remplis d'un liquide sanguinolent, rappelant, par ses caractères physiques, celui qui s'écoule par le mamelon. Ces cavités kystiques sont situées sur le trajet des conduits galactophores et renferment des végétations de volume variable à surface irrégulière. Ces végétations s'insèrent sur la paroi kystique par un pédicule plus ou moins volumineux ; quelques-unes sont sessiles.

B. Examen histologique.— Les végétations présentent l'aspect de véritables arborisations très fines et sont constitées par du tissu conjonctif lâche, revêtu d'un épithélium à cellules cylindriques ; de loin en loin, quelques cellules épithéliales sont en dégénérescence muqueuse. Vaisseaux nombreux et remplis de globules rouges.

Dans les ganglions axillaires, il a été possible de constater une infiltration néoplasique du même genre.

OBSERVATION (Résumée)

Amputation du sein gauche pour épithélioma végétant chez un homme. Guérison. M. Le Dentu, Étude clinique, cancer du sein, 1902.

M. S..., 51 ans, opéré le 2 décembre 1886. Tumeur kystique des dimensions d'une petite mandarine, franchement fluctuante, mais ferme à sa base, presque totalement adhérente aux téguments, qui sont rouges et menacés d'ulcération. Ganglions suspects dans les deux aisselles. Début constaté, il y a un an, par le malade et son médecin.

Extirpation large de la tumeur et d'une partie du grand pectoral, ainsi que des ganglions axillaires des deux côtés. Pas de réunion complète possible ; pansements à plat avec la gaze iodoformée.

L'examen histologique a montré qu'il s'agissait d'un épithéliome végétant et kystique, avec infiltration d'une épaisseur de tissus déjà grande à la base de la portion pédiculée du néoplasme. Les ganglions présentaient des lésions inflammatoires plutôt que des lésions de dégénérescence. Guérison un peu lente, mais sans incidents.

Diabète survenu deux ans après l'opération. Pas de récidive locale, ni de métastase interne jusqu'à la mort, qui a eu lieu seulement le 12 octobre 1900, causée par une pneumonie.

OBSERVATION (Résumée)

Ablation partielle large du sein gauche pour un papillome végétant avec kyste. Guérison par M. Le Dentu.
(Étude clinique cancer du sein, 1902).

Mme L..., 46 ans, opérée le 23 décembre 1899, avec le Dr Dusaussay. Depuis douze ans, suintement d'un liquide séreux, visqueux, par le mamelon. Depuis deux mois seulement, issue d'un liquide plus épais, sanguinolent. Le 17 décembre 1889, le Dr Dusaussay a constaté une tumeur fluctuante, grosse comme une petite noix, au-dessus du mamelon. Cette tumeur a disparu le lendemain, et il s'est échappé du mamelon une petite masse rouge vif qui le dépasse de quelques millimètres. Du sang pur s'est écoulé, au lieu du liquide sanguinolent. Il persiste, à la place de la tumeur fluctuante, une plaque d'induration ayant les dimensions d'une pièce d'un franc. Aisselle absolument nette et facile à explorer, vu la maigreur de la malade.

Ablation partielle, large, presque totale du sein, qui est très peu développé, sans curage de l'aisselle. Suture, drainage, réunion immédiate.

Examen histologique : papillome végétant avec légère infiltration épithéliale à la base. Tissus très sains à distance, sur la tranche de section.

Guérison maintenue depuis un an et sept mois, en 1902.

OBSERVATION (Résumée)

Epithelioma végétant du sein à cellules cubiques. Ablation. Guérison, par les professeurs Cornil et Peraire.
Soc. anat. Paris, 1903, p. 621.

Mme Marie G..., 46 ans, concierge rue Michel-Ange 82, vient nous consulter, le 7 juillet 1903, pour une tuméfaction qu'elle présente au sein droit.

La malade se serait aperçue de cette tuméfaction, il y a six mois ; il y a eu, à cette époque, de la douleur, pendant deux ou trois jours, et, en même temps un peu d'écoulement jaunâtre par le mamelon. La tuméfaction était du volume d'une mandarine ; elle a un peu grossi depuis trois mois, et il s'est aussi produit un peu de rétraction du mamelon.

Actuellement, tumeur englobant la glande mammaire, de consistance uniformément dure, paraissant légèrement mamelonnée, mobile sur un plan musculaire profond, sans altération des téguments. Rétraction presque complète du mamelon. Quelques petits ganglions dans le creux de l'aisselle, et sous le grand pectoral. Pas de ganglions sus-claviculaires ni sus-sternal.

L'état général n'est aucunement modifié.

Pas d'hérédité.

En interrogeant la malade, nous apprenons qu'elle a été réglée vers 14 ans, très régulièrement. Mariée à 25 ans, elle a eu deux enfants. Couches normales, enfants bien portants : 1er enfant en 1882, 2e enfant treize mois après. Ces enfants ont été mis en nourrice. Pas d'engorgement mammaire consécutif. Pas d'abcès. Pleurésie à 31 ans ; deux mois et demi malade. Soignée par des pointes de feu et des vésicatoires. Bien portante depuis cette époque. Rien aux poumons, rien au cœur. Urines normales. Il y a un an, chute à plat ventre, en descendant de tramway.

En présence de cette tuméfaction mammaire, nous nous demandons s'il s'agit d'une tumeur bénigne, ou d'une tumeur maligne. L'absence d'adhérences de la peau et du tissu cellulaire sous-cutané, l'absence d'altération des téguments, la consistance uniforme de la tumeur, son début douloureux. l'absence de ganglions axillaires, sous-pectoraux et claviculaires, l'intégrité de la santé générale, l'absence d'hérédité, militent en faveur d'une tumeur bénigne.

D'autre part, les bosselures senties dans la tumeur, la rétraction du mamelon et l'écoulement, l'évolution rapide de la tumeur, font croire à une tumeur maligne. Nous éliminons l'idée d'une simple mammite ou d'une tuberculose mammaire, à cause de l'absence d'engorgement mammaire après les accouchements, et du bon état général. Ablation de la tumeur, et curage de l'aisselle, le 9 juillet. Malade sort guérie, le 23. La tumeur examinée, présente des connexions intimes, avec toute la glande mammaire. Elle est de teinte grisâtre, d'une grande dureté, laissant sourdre du suc à la coupe, et enveloppée d'une couche adipeuse, très développée. Histologiquement, il s'agit d'un épithéliome végétant, très vascularisé. Les vaisseaux de nouvelle formation sont situés dans la couche sous-jacente aux cellules épithéliales cubiques.

OBSERVATION (Résumée)

Epithelioma dendritique du sein.

(Observation dûe à l'obligeance de Monsieur le Docteur Dubar, professeur de Clinique chirurgicale à l'Hôpital Sainte-Eugénie, de Lille). Mars 1905.

Mme X..., âgée de 40 ans, consulte M. le professeur Dubar pour une tumeur du sein, le 20 mars 1905. Le début, d'après les dires de la malade, remontait à cinq ans. A cette époque, Mme X... a constaté un écoulement séro-sanguinolent se produisant par le mamelon. Cet écoulement survenu à plusieurs reprises, devenait plus abondant et prenait chaque fois une teinte de plus en plus foncée.

Examen de la malade. — On constate, au voisinage du mamelon, une tumeur du volume d'un œuf de poule. Cette tumeur ferme, un peu élastique au toucher, n'a contracté aucune adhérence avec la peau et est très mobile sur les plans profonds.

La pression fait sourdre par le mamelon un liquide brun noirâtre, couleur chocolat.

A l'examen de l'aisselle, on découvre quelques petits ganglions.

Le 25 mars 1905, M. le profeseur Dubar fait l'amputation du sein, suivie du curage de l'aisselle. Suites opératoires excellentes.

Examen macroscopique. — Sur des vues stéréoscopiques que M. le docteur Leroy, chef de clinique chirurgicale, a bien voulu nous soumettre, nous avons nettement constaté avoir affaire à une tumeur kystique noyée au milieu d'un tissu graisseux et contenant à son intérieur de petites excroissances en forme de choux-fleurs. La paroi du kyste paraît lisse.

Examen microscopique. — Des coupes de fragments provenant de ces végétations et faites par M. le professeur CURTIS, nous montrent que nous avons devant nous un épithéliome dendritique. Nous y voyons des arborisations très fines, se ramifiant à l'infini et donnant par leur enchevêtrement les figures les plus bizarres. Chaque papille se composé d'une trame conjonctive très délicate, tapissée d'une ou plusieurs rangées de cellules cylindriques. (Fig. I et II.)

OBSERVATION (Résumée)

Epithéliome papillaire du sein à cellules cylindriques.
Cas de PÉAN, rapporté par CORNIL, in traité tumeurs du sein.

Le sein enlevé, on ne voit aucun changement à la peau ; sur une coupe de l'organe examinée à l'œil nu, on peut constater un certain degré de ramollissement et on obtient, au raclage, un suc blanchâtre, laiteux, qui contient une grande quantité de cellules cylindriques. Le canal galactophore contient alors, un peu de liquide séreux ou louche. Si l'on examine au microscope les végétations contenues dans le canal, on a des filaments formés d'un capillaire accompagné de très peu de tissu conjonctif, et couverts de cellules épithéliales cylindriques.

Sur la coupe, on voit, à un faible grossissement, un tissu aréolaire, découpé comme une dentelle, dont les cavités plus ou moins grandes sont extrêmement rapprochées les unes des autres.

Toutes ces cavités sont tapissées par une ou plusieurs couches de cellules en palissade, cylindriques, très régulières, parallèles les unes aux autres, munies de noyaux ovoïdes, rapprochées de leur base d'implantation.

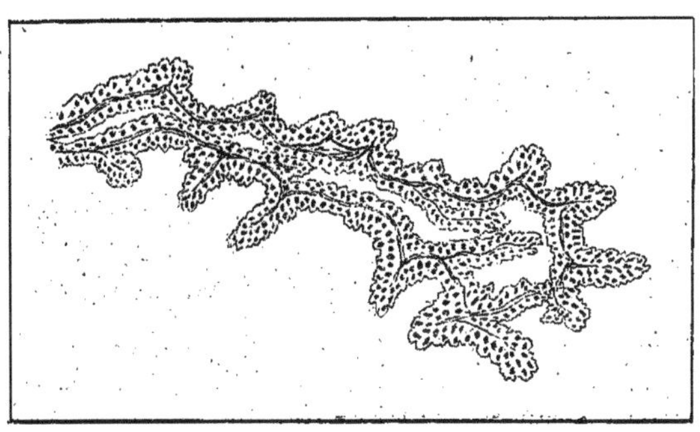

LÉGENDE

Fig. I. Végétation principale présentant des ramifications secondaires.

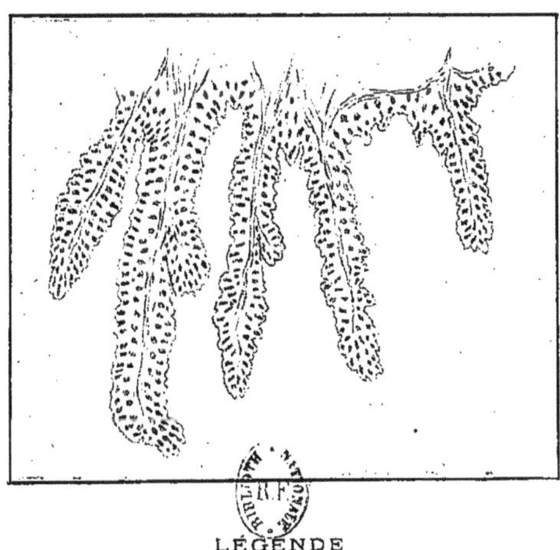

LÉGENDE

Fig. II. Végétations laissant entre elles des espaces libres (dessin demi-schématique). (Coupe due à l'obligeance de Monsieur le Professeur Curtis).

Ces cavités alvéolaires sont loin de posséder la même structure que les culs-de-sac glandulaires normaux. Elle n'ont pas de membrane propre hyaline, leurs cellules de revêtement sont plus régulières, plus hautes, plus cylindriques que les cellules contenues dans les culs-de-sac et les canaux galactophores normaux. Elles en dérivent suivant toute probabilité, mais elles n'en ont plus les caractères.

Nota. — Dans ce cas, un ganglion axillaire était transformé par l'épithélium cylindrique.

OBSERVATION (Résumée)

Epithéliome papillaire du sein à cellules cylindriques. Cas du Docteur WALTHER, rapporté par CORNIL, in traité tumeurs du sein, 1908.

On trouve, au-dessous du mamelon, un grand kyste à surface lisse et épaisse comme une muqueuse, et que l'on peut attribuer à la dilatation excessive et kystique du sinus du canal galactophore. A la surface de ce kyste, du volume d'un œuf de poule, on voit un bourgeon irrégulier en chou-fleur, gros comme une noisette et faisant une saillie d'environ deux centimètres.

La présence de ces papilles et végétations dans le kyste, en multipliant la surface de secrétion, a contribué assurément à leur distension et à leur accroissement.

Le bourgeon présente, comme structure, des papilles. Celles-ci sont composées d'un vaisseau situé au centre de travées fibreuses, couvertes d'une ou plusieurs rangées de cellules cylindriques. Le tissu conjonctif de cette tumeur contient un assez grand nombre de cellules allongées, fusiformes ou plates, indiquant un certain degré d'irritation.

OBSERVATION (Résumée)

Epithéliome papillaire à cellules cylindriques. Cas de Morestin, rapporté par Cornil, in traité tumeurs du sein, 1908.

Dans cette tumeur, enlevée par Morestin chez un homme, on trouve un grand nombre d'alvéoles petits et rapprochés les uns des autres. La section histologique montre ces alvéoles très voisins, séparés par des cloisons minces de tissu conjonctif et tapissés par de très longues et étroites cellules cylindriques. Ces cellules, munies de noyaux minces, sont disposées très régulièrement sur la paroi fibreuse en deux couches. Leur amas caractérise une papille dont le vaisseau capillaire occupe le centre. Quelques cellules détachées et libres sont globuleuses ou irrégulièrement pavimenteuses à angle mousse.

A l'examen de la tumeur avec ses alvéoles, on pense qu'il s'agit de culs-de-sac glandulaires ; cependant, il n'y a pas de membrane propre hyaline et les cellules épithéliales sont devenues tellement longues, si pressées latéralement les unes contre les autres qu'elles sont, en réalité, atypiques et diffèrent de ce qu'on observe dans les adénomes purs du sein, où elles ont pris la forme allongée.

OBSERVATION (Résumée)

Kyste bourgeonnant du sein, enlevé par Ricard. Cas rapporté par Cornil, in traité tumeurs du sein, 1908.

Le début de cette tumeur remontait à quatre ans. La tumeur, du volume d'un petit œuf, était constituée par un kyste rempli de liquide sanguinolent. Elle présentait, à son intérieur, un bourgeon mou, grisâtre, rosé par place, gros comme une amande. En dehors de ce bourgeon, la membrane kystique ne possède pas d'épithélium et est formée de tissu fibreux.

Le bourgeon implanté sur le grand kyste est constitué par des filaments minces, de tissu conjonctif vascularisé, donnant naissance à des filaments anastomosés et terminés par des extrémités libres, le tout couvert de longues cellules cylindriques. Des cellules muqueuses détachées et du mucus remplissent les intervalles entre les véllosités.

Le reste de la glande est atteint de fibro-adénome, avec de nombreux kystes petits, mais visibles à l'œil nu ou microscopiques.

OBSERVATION (Résumée)

Kyste bourgeonnant du sein, chez un homme de 47 ans, par M. Fr. Cierет, Soc. anat., Mars 1906.

Le 17 mars, M. le Dr Guinard faisait, à l'Hôtel-Dieu, l'ablation du sein gauche, chez un homme, pour une tumeur dont le début remontait à 6 ans. L'affection du début se traduisait par des écoulements laiteux et sanguinolents du mamelon, sans douleurs. Six mois après, le malade découvrait au palper, sous l'aréole, une nodosité indolore, du volume d'un pois. Depuis lors, jusqu'en janvier 1906, la tumeur augmentait progressivement, tandis que les écoulements se tarissaient. Cependant, l'état général restait parfait, aucun antécédent néoplasique.

A la vue et au palper, la tumeur semble formée de 2 lobulations : une supérieure, de la grosseur d'un œuf, au niveau de l'aréole ; l'autre, inférieure, située plus en bas et en dehors. La peau est normale, ainsi que le mamelon ;

seule, l'aréole a une coloration bistrée. La tumeur, bien limitée, lisse, régulière, tendue et fluctuante, est mobile sur les plans profonds et la peau est plissable au-devant d'elle. L'exploration, tout à fait indolore, ne révèle pas le moindre ganglion dans l'aiselle, ou le creux sus-claviculaire.

A la coupe, la tumeur laisse écouler une grande cuillerée de liquide sanglant. On est en présence d'un kyste, dont l'un des pôles est occupé par une cavité, l'autre étant le siège d'un bourgeon fongueux, mollasse, grisâtre, et adhérent à la paroi du kyste, sauf à la surface, qui baigne dans un liquide sanguinolent.

La paroi propre du kyste, de teinte orange, est épaisse et continue ; elle est doublée extérieurement par la peau, intérieurement par du tissu fibro-adipeux. Le bourgeon est en partie formé d'épithélium cylindrique. Dans les vides compris entre les éléments solides, il y a des cellules libres, de formes variables, et du mucus. Une dégénérescence hyaline s'observe par places, sur les capillaires des travées, et surtout dans les parties libres, végétantes et villeuses du bourgeon. La paroi du kyste est formée de tissu conjonctif, tapissé de cellules épithéliales pavimenteuses. La peau est normale, à la périphérie du kyste.

OBSERVATION (Résumée)

Epithelioma de la face interne de la joue et épithélioma dendritique du sein chez un homme de 63 ans, par M. P. Lecène, soc. anat., Paris, Novembre 1907, p. 659.

Ce malade, âgé de 63 ans, était porteur d'un épithélioma de la face interne de la joue, du côté gauche ; cette tumeur s'était développée dans le sillon gingivo-labial et adhérait légèrement au maxillaire inférieur. L'ablation faite, l'examen histologique de la tumeur a montré quil s'agissait d'un épithéliome pavimenteux, à globes cornés très abondants, et que les ganglions sous-maxillaires avaient aussi la même structure.

Mais, de plus, ce malade présentait, au niveau du sein droit, une tumeur qui est apparue, il y a un an environ ; cette tumeur est du volume d'une orange, manifestement fluctuante, indolente, parfaitement lisse, mobile sur les plans profonds et mobile sous la peau. Le mamelon est projeté en avant, et surmonte la tumeur, qui occupe exactement le centre du sein. On ne constate pas de ganglions axillaires.

Pendant que le malade était endormi, je fis l'extirpation de cette petite tumeur mammaire; extirpation très simple par énucléation sous-cutanée, après excision du mamelon, par une double incision elliptique. Réunion complète sans drainage.

A la coupe, la tumeur mammaire, très bien encapsulée par une épaisse paroi conjonctive, est formée d'un kyste volumineux, renfermant du liquide séro-sanguinolent ; sur la paroi de ce kyste, à la partie inférieure, on trouve une masse un peu molle, du volume d'une noisette, faisant saillie dans la cavité du kyste.

L'examen histologique m'a montré que cette masse saillante était formée par de l'épithélioma cylindrique végétant, répondant absolument au type de l'épithélioma dendritique, intra-canaliculaire de la mamelle chez la femme. L'épithélium cylindrique végète d'une façon très active ; mais, en de nombreux points, on trouve des calcosphérites tout à fait analogues à ceux que l'on rencontre dans les psammones. La capsule conjonctive est intacte, et nulle part, l'épithélioma ne l'a infiltrée.

L'intérêt de cette observation est double :

1° Les tumeurs du sein chez l'homme, surtout du type de l'épithélioma intra-canaliculaire, ne sont pas fréquents ;

2° La coexistence, chez un même individu, de deux néoplasmes de structure certainement différente, et ne pouvant aucunement être considérés comme les métastases l'un de l'autre.

OBSERVATION (Résumée)

Grand kyste du sein situé sous le mamelon et présentant une végétation en chou-fleur. AUVRAY. (CORNIL, in traité des tumeurs du sein, 1908.)

Femme, 40 ans, présente, au-dessous du mamelon, une tumeur volumineuse, reconnue comme kystique.

Extirpation de la mamelle, suivie du curage de l'aisselle, en juin 1907. Examen macroscopique.

Mamelon rétracté, mais souple. La pression sur le kyste fait sourdre un liquide sanguinolent. A l'ouverture de la tumeur, il s'écoule 300 grammes de ce liquide. La surface interne nous montre une membrane blanchâtre ridée, que l'examen histologique a montré n'être autre chose qu'une partie de la surface cutanée, mince et transparente. Sur la paroi du kyste, on trouve deux bourgeons en chou-fleur, dont l'un au voisinage du mamelon.

Examen histologique.

La partie du mamelon rétracté nous montre une surface papillaire, couverte de couches épidermiques, et bordées, à la périphérie, par des glandes sébacées de Montgoméry.

La grosse végétation en chou-fleur présente, à sa base, une imbrication de travées, tapissées d'épithélium cylindrique ou cubique, travées très vasculaires, qui se terminent à la périphérie de la tumeur par des papilles ramifiées libres, couvertes par le même épithélium. Ce volumineux chou-fleur s'implante sur une partie du kyste tapissé simplement par l'épithélium cylindrique.

En résumé, il s'agit d'un fibro-adénome, avec un grand kyste développé sous le mamelon, kyste provenant probablement d'une dilatation excessive d'un conduit galactophore, tapissé, en partie, d'une revêtement cutané, en partie, d'un revêtement muqueux, présentant, dans son intérieur, un bourgeon en chou-fleur, dû à une multiplication de cavités glandulaires, et de papilles libres, tapissées de cellules épithéliales muqueuses, cubiques ou cylindriques.

OBSERVATION (Personnelle)

Kyste du sein.

Femme âgé de 44 ans, célibataire.

Début perceptible vers le 15 août 1906, sous forme d'un petit noyau extra-mammaire, non douloureux, dont l'existence aurait été constatée à la suite d'une démangeaison, loco dolenti. D'après la malade, l'augmentation de volume de la petite tumeur aurait été très peu sensible jusque dans les trois à quatre derniers mois, à la suite d'un coup assez violent sur la région. Coïncidant à peu près avec le traumatisme, la malade accuse une augmentation rapide de la tumeur. La tumeur provoque une sensation de gêne, mais pas de douleur.

La malade n'est pas mariée, n'a jamais eu d'enfants, n'a jamais été malade.

Examen clinique. — Sein gauche. — La tumeur occupe la partie antéro-externe du sein, plutôt au voisinage du mamelon, qui n'est ni adhérent, ni rétracté ; la peau est saine, mobile, la tumeur est rénitente, presque fluctuante, ne fait pas corps avec les plans profonds, mais semble se continuer avec un épaississement des parties voisines de la glande mammaire. Pas de ganglions axillaires, sus-claviculaires.

Opération. — Le chirurgien taille un lambeau elliptique cutané, au voisinage du mamelon qui est conservé ; sans procéder à l'extirpation totale du sein, on taille dans la glande mammaire saine, de façon à circonscrire la tumeur, qui est extirpée d'un seul bloc.

Drainage. — Sutures aux crins de Florence et aux agrafes. Suites opératoires normales.

Examen de la pièce. — La poche enlevée est incisée du côté de la face profonde ; il s'en écoule un jet de liquide brun noirâtre, hémorragique, presque marc de café, puis ensuite une certaine quantité de liquide jaune citrin. Cette poche a le volume d'une petite mandarine. Une fois le liquide écoulé, on constate que la poche est constituée par deux parties à peu près égales en grandeur, séparées par une bride médiane qui atteint, en certains points, une hauteur de plus d'un demi-centimètre et qui cloisonne la cavité à la façon d'un diaphragme largement ouvert.

Implantée sur cette cloison médiane, existe une végétation en chou-fleur, arborescente, de la grosseur d'une cerise, dont le pédicule se rattache nettement à la cloison médiane et s'implante directement sur elle. Cette excroissance charnue est constituée par des végétations molles, friables, qui se séparent nettement les unes des autres et dont certaines peuvent se détacher facilement.

La particularité la plus étrange consiste dans l'aspect et la coloration différente de la paroi de la poche dans chacune des deux moitiés séparées par la cloison.

Dans l'une des moitiés, la paroi kystique a une coloration d'un blanc nacré ; elle est presque entièrement lisse, sans aspérités, ni irrégularités, tandis que dans la seconde moitié, la paroi présente une coloration d'un jaune brun, terre glaise ; de plus, au lieu d'être unie, on aperçoit sur cette partie une série de dépressions ressemblant à autant d'alvéoles, nettement séparées les unes des autres, déprimées vers la profondeur. (Figure III).

Examen microscopique. — Des coupes ont été faites sur une portion du bourgeon intéressant en même temps le pédicule et la portion de la paroi kystique avoisinante ; sur les 2ᵉ et 3ᵉ fragments comprenant des fragments de la paroi des deux moitiés du kyste, et, enfin sur un quatrième fragment pris dans le tissu mammaire voisin du kyste.

Premier fragment : La paroi kystique au voisinage du pédicule est constituée par des faisceaux du tissu conjonctif, fibreux, dense, parsemé de noyaux ovoïdes ou fusiformes. Le revêtement épithélial est constitué, en certains points, par un épithélium nettement cubique, disposé en une seule couche ou sur plusieurs couches ; par endroits, en dehors du pédicule principal qui donne naissance au bourgeon végétant, on voit l'épithélium se soulever sous forme de papilles à axe conjonctif mince, tapissées d'un épithélium cylindrique très régulier (Fig. IV).

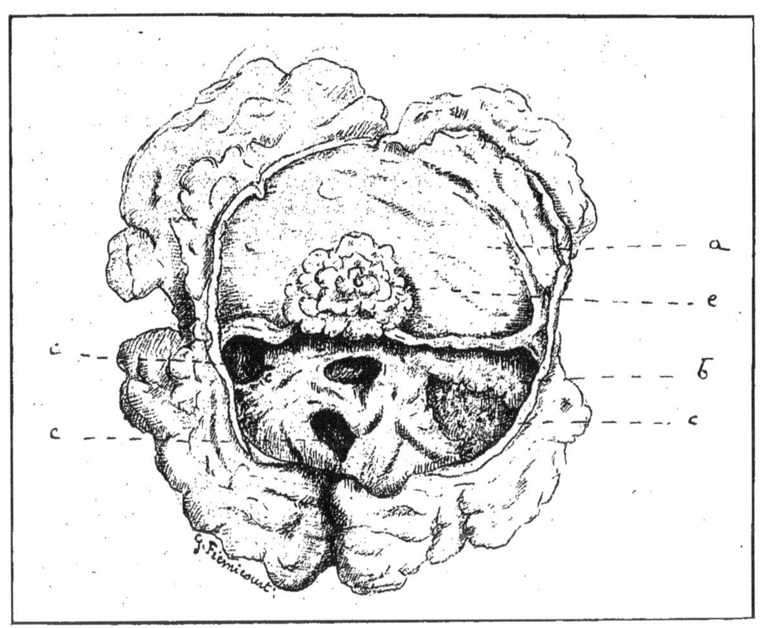

LÉGENDE :

OBSERVATION PERSONNELLE (*Fig. III.*)

Kyste végétant du sein. En *a*, portion de la paroi kystique lisse, unie de coloration blanchâtre ; en *b*, la paroi de coloration brunâtre, et *c* parsemée de dépressions irrégulières plus ou moins profondes. *D* Cloison membraneuse séparant les 2 portions de la cavité kystique et sur laquelle s'implante un bourgeon volumineux d'aspect végétant, en chou-fleur, à pédicule court.

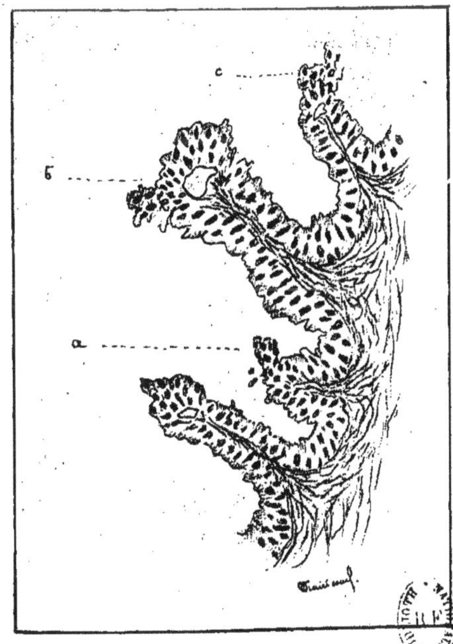

LÉGENDE :

OBSERVATION PERSONNELLE

(*Fig. IV.*)

La portion de coupe représentée comprend les végétations à divers degrés de développement. On a : *a* une papille peu volumineuse au niveau de laquelle on aperçoit déjà, cependant, des éléments épithéliaux de revêtement en voie de desquamation ; *b* végétation volumineuse constituée par un axe conjonctif contenant un vaisseau capillaire et un revêtement épithélial formé de cellules cylindriques à noyau ovoïde disposées sur plusieurs couches ; en *c*, végétation de volume moyen dont le revêtement épithélial est constitué, au voisinage de son implantation, par une couche unique de cellules épithéliales cylindriques.

La coupe du bourgeon végétant présente un aspect absolument caractéristique. Elle offre un aspect aréolaire, séparée qu'elle est, en cavités de dimensions différentes, par des travées fibreuses, d'épaisseur et de volume variables. De ces travées fibreuses partent des végétations papillaires, qui elles-mêmes, se ramifient, peuvent se subdiviser de façon à donner naissance à des végétations secondaires. Ces alvéoles sont tapissées d'un épithélium cubique par places, cylindrique dans la plupart des joints. Elles sont, le plus souvent tassées les unes contre les autres, à peine séparées par quelques travées fibreuses, extrêmement minces, ne possédant aucune paroi propre. L'accumulation des formations épithéliales, en certains points de la coupe, est telle qu'on croirait presque avoir affaire à une néoplasie maligne, étant donné l'abondance de la polifération épithéliale qui, tout en conservant le type glandulaire normal, s'en écarte cependant, par certains caractères. Les papilles primaires ou secondaires, nées des travées fibreuses, sont-elles aussi recouvertes d'un épithélium cylindrique, à hautes cellules, disposées en une ou plusieurs couches. (Fig. V).

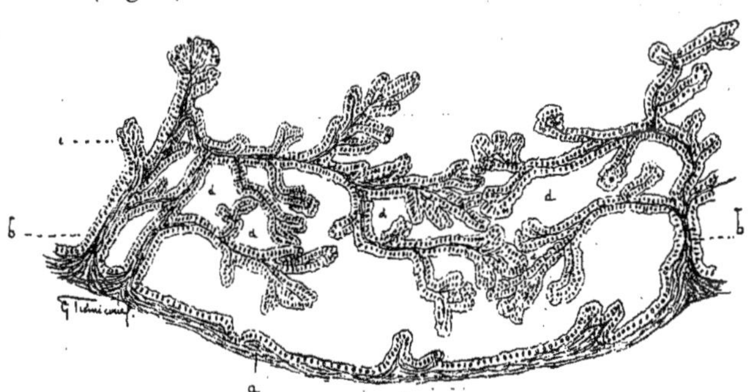

LÉGENDE :

OBSERVATION PERSONNELLE

Coupe montrant en a paroi conjonctive du kyste tapissée de cellules cubiques et cylindriques.
— *en* b végétations principales donnant naissance à des ramifications secondaires imbriquées les unes dans les autres.
— *en* c papille isolée, tapissée de cellules cylindriques épithéliales cylindriques.
— *en* d espaces libres entre les papilles.

Epithéliome papillaire végétant à cellules cylindriques.

Le fragment de la paroi kystique intéressant la portion de la paroi kystique qui était jaune et de coloration brun jaunâtre, est constitué par du tissu conjonctif fasciculé, dense, réparti en couche extrêmement épaisse. On ne trouve, nulle part, trace d'épithélium du côté de la paroi interne de la cavité. En aucun point de cette paroi kystique, il n'y a de traces de formations glandulaires épithéliales.

Il en est de même pour les coupes qui intéressent la seconde cavité kystique, à paroi blanchâtre et lisse, dans laquelle l'épithélium de revêtement a complètement disparu ; cette paroi kystique est beaucoup moins considérable et beaucoup plus lâche que sur la coupe précédente.

Sur les coupes de la mamelle, intéressant les portions voisines du kyste, on constate que la glande est, dans ces points, le siège d'un travail de sclérose intense. Il existe encore des acini glandulaires normaux, mais bon nombre d'entre eux sont dilatés, et constituent des kystes microscopiques, dans lesquels le revêtement épithélial, cubique par places, cylindrique en d'autres points, se soulève, pour pour former de petites végétations qui sont comme l'ébauche et l'amorce des végétations volumineuses que nous avons décrites au niveau du kyste principal.

OBSERVATION (Personnelle)

Kyste végétant du sein.

Femme opérée le 25 janvier 1898. L'observation clinique n'a pas été retrouvée. La pièce conservée montre un lambeau elliptique cutané, de faibles dimensions, concernant le mamelon, qui est bien saillant, nullement rétracté. La

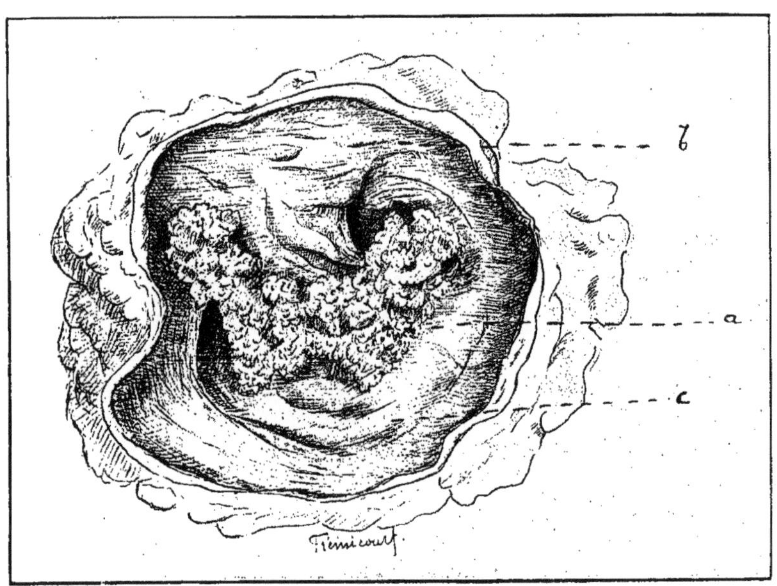

LÉGENDE

OBSERVATION PERSONNELLE (*Fig. VI*)

La paroi kystique est recouverte, en *a*, d'une nappe confluente de petites végétations papillaires formant une couche continue. Dans tout le reste de son étendue en *b* et *c*, la paroi kystique épaisse et lisse, sans aucune saillie papillomateuse et végétante.

peau n'est pas altérée ; sous le mamelon et correspondant à lui, existe une cavité kystique, actuellement très rétractée, du volume d'une prune, à parois extrêmement épaisses, de consistance presque lardacée. Ce kyste contenait du liquide hématique, et on aperçoit, dans la plus grande partie de la paroi interne du kyste, des ramifications d'aspect feuilleté, de coloration jaunâtre, qui représentent des couches de fibrine colorées par le sang.

Sur une étendue correspondant environ à la moitié de la paroi kystique, on aperçoit une nappe ininterrompue de petites saillies végétantes, formant comme un tapis épais de quelques millimètres. Il s'agit là, nettement, d'un kyste végétant, dans lequel il n'y a plus seulement un ou plusieurs bourgeons, de volume différent, sessiles ou pédiculés, mais, si l'on peut dire, d'une prolifération végétante de la paroi kystique, dans la plus grande partie de son étendue. (Figure VI).

A l'examen histologique, les caractères microscopiques sont complètement différents de la tumeur précédente. La prolifération épithéliale qui constitue la couche ininterrompue de végétations, présente tous les caractères d'une tumeur épithéliale maligne, envahissante, en voie de développement. Il ne s'agit plus ni de saillies papillaires, tapissées par un épithélium cylindrique régulier, à une ou plusieurs couches. C'est à peine si, en quelques points, on constate quelques formations papillaires, avec cellules rappelant le type cylindrique, avec noyau volumineux, nettement allongé.

Dans la plus grande partie de la coupe, la prolifération épithéliale est absolument atypique ; elle est constituée par des amas énormes d'îlots épithéliaux, disposés sous forme de noyaux ou d'alvéoles, séparés par des trames conjonctives parfois assez épaisses ; il s'agit là, en somme, d'une véritable tumeur maligne, d'un carcinome au début de son développement. La néoplasie épithéliale est, d'ailleurs, encore limitée, car sur aucune des coupes ainsi faites et intéressant, à la fois, la couche épithéliale végétante et la paroi conjonctive sous-jacente, on n'aperçoit pas d'infiltration de cette paroi par les éléments épithéliaux. La paroi conjonctive du kyste est très épaisse, dense, fibreuse, mais n'est pas envahie par les îlots sous-jacents.

Cette observation nous montre bien, si nous la comparons à la précédente, que les kystes du sein peuvent, non seulement être le siège de végétations papillomateuses de nature bénigne, présentant le type de ce que CORNIL a appelé l'épithéliome papillaire à cellules cylindriques, mais aussi d'une véritable transformation maligne de nature nettement néoplasique, envahissante et infectante.

ANATOMIE PATHOLOGIQUE

Les épithéliomes à cellules cylindriques comptent parmi les variétés rares de néoplasmes mammaires.

Au point de vue anatomo-pathologique, ils rentrent dans le groupe des épithéliomes à cellules cylindriques, tels qu'on les observe dans le tractus gastro-intestinal, les conduits biliaires, les organes génitaux de la femme et ils ne peuvent être mieux comparés qu'à certains kystes papillaires et végétants de l'ovaire qui présentent absolument la même structure histologique.

Avant d'aborder l'étude de ces épithéliomes cylindriques et des diverses formes sous lesquelles ils peuvent se présenter, nous esquisserons rapidement l'étude de certaines formes de tumeurs bénignes du sein, et en particulier, des kystes du sein, qui sont en relation directe avec cette forme si spéciale de néoplasme mammaire. Car, entre certains fibro-adénomes papillaires avec kystes et les épithéliomes papillaires à cellules cylindriques, il y a des caractères d'analogie frappante. Nous étudierons ensuite l'anatomie pathologique macroscopique et microscopique de cette variété de néoplasmes et chercherons à établir la place qu'il convient de leur donner parmi toutes les variétés de tumeur mammaire.

Les tumeurs bénignes du sein se présentent sous forme d'un grand nombre de types histologiques. Elles ont pour caractères communs d'être **dues à une formation nouvelle de tissu conjonctif et de tissu glandulaire,** et ces deux processus fibreux et glandulaire se retrouvent à des degrés divers dans toutes les tumeurs bénignes.

Lorsque l'**élément conjonctif prédomine,** si le tissu conjonctif bourgeonne entre les acini, forme des végétations, prolifère dans les conduits galactophores, on a affaire à ce qu'on appelle un **fibro-adénome papillaire,** végétant ; mais l'élément glandulaire entre souvent en même temps en jeu ; les culs-de-sac et les conduits acineux sont élargis et montrent un épithélium proliféré en grande abondance.

Lorsque l'élément glandulaire prédomine, on peut avoir affaire à un adénome pur ; mais le fait est rare. La prolifération abondante des éléments cellulaires, la sécrétion et la transformation muqueuse des cellules produisent des dilatations kystiques de volume variable, parfois en nombre très considérable. Ces petits kystes sont extrêmement fréquents dans toutes les tumeurs bénignes du sein et constituent quelquefois, lorsque la transformation kystique des mamelles est totale et bilatérale, ce qu'on a appelé la maladie kystique de Reclus.

Enfin, on rencontre aussi des cas dans lesquels il n'existe dans la mamelle qu'un **seul kyste volumineux,** constituant parfois à première vue toute l'affection, mais qui est associé, en réalité, à des lésions diffuses de mammite chronique et de fibro-adénome.

C'est dans ces kystes du sein que se développent les végétations épithéliales papillomateuses, constituant la variété de tumeurs du sein que nous avons plus spécialement en vue dans notre travail.

Etudions d'abord rapidement les **kystes du sein** et nous considérerons plus particulièrement ensuite la forme d'épithéliome papillaire dont ils peuvent être le siège.

Comme nous l'avons dit, on observe des kystes dans presque toutes les tumeurs bénignes du sein et le fait s'explique par la nature même de l'organe, sa structure glandulaire.

Ces kystes, tantôt de dimensions microscopiques, tantôt très volumineux, ont une structure variable. Lorsqu'ils sont récents et petits, ils sont constitués par un épithélium cylindrique implanté sur une membrane hyaline bien conservée ; dans les kystes plus volumineux, l'épithélium est tantôt cylindrique, tantôt cubique et repose sur un tissu conjonctif fibreux, dense, disposé en séries parallèles. Dans les kystes très anciens, la couche épithéliale interne ne peut parfois être décelée. Quelquefois, il présente, comme vestiges, des lambeaux de cellules épithéliales cubiques ou aplaties en un point, tandis que dans la plus grande partie de sa surface la paroi interne de la cavité est constituée par des cellules aplaties de tissu conjonctif fibreux, très dense, qui constitue la paroi du kyste.

Ces kystes sont, dans l'immense majorité des cas, **d'origine glandulaire.** Ils sont dus à la dilatation progressive des canaux excréteurs et des acini glandulaires, et certains d'entre eux résultent de la fusion d'un certain nombre d'acini dilatés. Certains peuvent également provenir de la dilatation des canaux galactophores volumineux, mais encore, ici, il ne semble pas qu'ils sont dus uniquement à l'oblitération des conduits excréteurs et à l'accumulation de la sécrétion derrière un obstacle. Delbet, après avoir lié le mamelon et, par suite, oblitéré les canaux galactophores, a obtenu, non pas des kystes, mais l'atrophie de la mamelle.

La variété des kystes du sein, qui nous intéressent tout particulièrement, est constituée par des kystes plus ou moins volumineux, dans lequel on observe la présence de végétations en chou-fleur.

Kystes végétants du sein.

Ces kystes sont ordinairement volumineux, peuvent acquérir les dimensions d'une noix, d'un œuf de poule et même d'une orange. Ils siègent le plus souvent dans le voisinage du mamelon, qui est parfois rétracté, affaissé ; dans d'autres cas plus rares, le kyste siège en un point quelconque de la glande mammaire, sans rapports avec le mamelon. Ils adhèrent parfois par leur

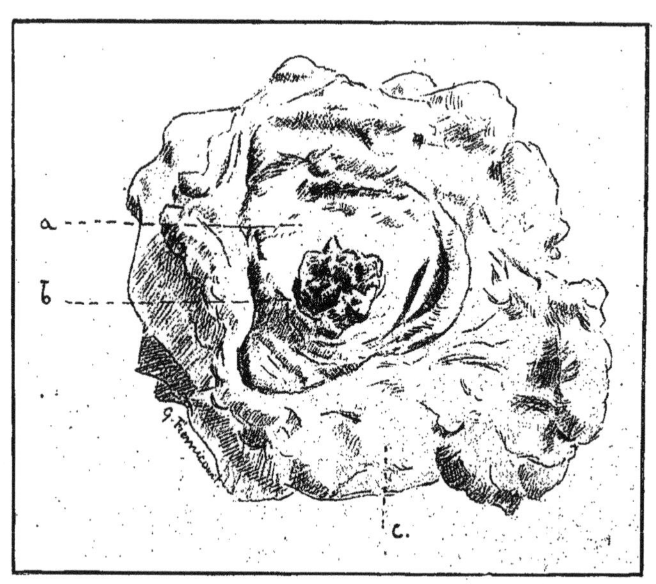

LÉGENDE :

OBSERVATION DE WALTHER (*Fig. VII*)

Kyste végétant du sein avec un bourgeon papillaire.
En *a*, paroi kystique; *b* végétation papillaire.

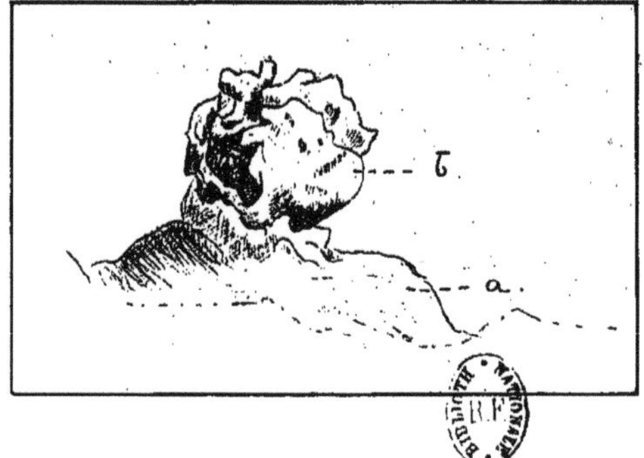

LÉGENDE :

(*Fig. VIII*)

OBSERVATION de WALTHER

Végétation papillaire vue de profil.

a Paroi du kyste; *b* bourgeon végétant intrakystique.

Dessin imité du Dr RIGAULT et tiré de CORNIL. (*Traité des tumeurs du sein, 1890*).

paroi à la peau de la région mammaire, qui bombe et fait saillie à ce niveau.

Le nombre de ces kystes est, le plus souvent, unique. Leur paroi interne est constituée par une membrane souvent blanchâtre, épaisse, parfois complètement lisse.

Dans d'autres cas, on observe à la face interne de cette paroi une série de brides et des cloisons ou des dépressions irrégulières plus ou moins nombreuses qui représentent des vestiges des cloisons interglandulaires, où l'orifice des canaux excréteurs vient s'ouvrir dans la poche principale.

On voit implantées sur la paroi interne, sessiles ou pédiculées, quelquefois isolées, d'autres fois, groupées en amas compacts, des excroissances arborescentes plus ou moins volumineuses. Le type le plus caractéristique est constitué par un bourgeon charnu implanté le plus souvent sur la paroi par un pédicule assez grêle. C'est ce qui existe dans notre observation personnel et le cas de WALTHER, étudié par CORNIL, qui constituent les deux cas les plus caractéristiques. Fig. VII et VIII.

Notre seconde observation représente la seconde variété la plus importante des kystes végétants, dans laquelle il ne s'agit plus d'excroissances volumineuses, unique en chou-fleur, mais de transformation en masse de la paroi kystique ; sur une certaine étendue, on a des végétations s'étalant en surface sous forme d'un tapis épais et serré.

Ces masses végétantes ont une coloration variable, le plus souvent gris-rosée, quelquefois noirâtre. Dans ce dernier cas, la coloration est due aux hémorragies qui infiltrent parfois le tissu de ces bourgeons papillomateux.

Le liquide contenu dans ces kystes est des plus variables. Le plus souvent, il est constitué par de la sérosité claire, légèrement jaunâtre, parfois le liquide est teinté de sang ou l'épanchement hémorragique se compose de sang presque pur. Dans un de nos cas personnels; la moitié de la poche était remplie d'un liquide jaunâtre, l'autre d'une sérosité brun forcé presque noirâtre, les deux cavités étaient séparées par un diaphragme membraneux et le papillome implanté sur cette cloison. La différence de coloration du liquide contenu dans les deux moitiés de la poche démontre qu'il n'y avait aucune communication d'un côté à l'autre de la poche et que la coloration brun noirâtre d'une des deux poches était bien due à une hémorragie qui s'était produite au niveau de la face du bourgeon en relation avec l'une des deux cavités.

Nous avons dit plus haut qu'on pouvait observer une seconde variété de néoplasme mammaire, plutôt le type de l'épithéliome papillaire à cellules cylindriques ; **il ne s'agit plus, ici, de kystes végétants,** mais **d'une tumeur mammaire ressemblant, à l'œil nu, au cancer.** Sur une coupe de l'organe examinée à l'œil nu, on peut constater un certain degré de ramollissement et on obtient au raclage un suc blanc, laiteux, qui contient une grande quantité de cellules cylindriques. Parfois, lorsqu'on voit un canal galactophore d'un certain volume, on peut en retirer, avec une aiguille ou une pince fine, des filaments dendritiques papillaires plus ou moins longs et ramifiés. Le canal galactophore contient un peu de liquide séreux ou louche. Dans une tumeur, il y a presque toujours des kystes visibles à l'œil nu, tapissés à leur surface interne de papilles longues et minces flottant sous l'eau quand elles sont visibles à l'œil nu. Ce sont alors des cavités villeuses ou dissociation villeuse du tissu mammaire plutôt que de véritables kystes (CORNIL).

Au point de vue microscopique, la structure de ces formes de tumeur est la suivante :

1° **Kystes végétants.** — Comme nous l'avons déjà dit, la paroi de ces kystes volumineux est constituée par du tissu conjonctif fibreux, dense, dont les fibres, disposées en séries parallèles, forment une couche assez souvent épaisse. La paroi épithéliale interne du kyste se compose, en dehors des végétations papillomateuses, d'un épithélium à cellules cylindriques ou cubiques. Parfois même, lorsque le kyste est très ancien, il n'existe plus d'épithélium, sauf en certains points, où on observe des lambeaux de cellules épithéliales cubiques aplaties, vestiges du revêtement primitif continu de la paroi kystique.

Le tissu mammaire qui environne le kyste présente souvent lui-même la trace de lésions de prolifération épithéliale et conjonctive, avec prolifération des acini, formation de petits kystes.

Les végétations papillomateuses à gros bourgeons de la paroi kystique sont dues au soulèvement et à la prolifération de la paroi ; on en voit de toutes petites, au début de leur formation, constituées par une saillie à peine visible, même au microscope, et formées par un axe conjonctif grêle, contenant souvent un vaisseau capillaire et tapissées d'une ou deux couches de cellules épithéliales cylindriques, régulièrement disposées sur un plan perpendiculaire à l'axe conjonctif. Les cellules épithéliales de revêtement peuvent, en certains points, être cubiques, rappeler la forme et l'aspect des cellules glandulaires normales et être disposées sur plusieurs couches. Fig. IX.

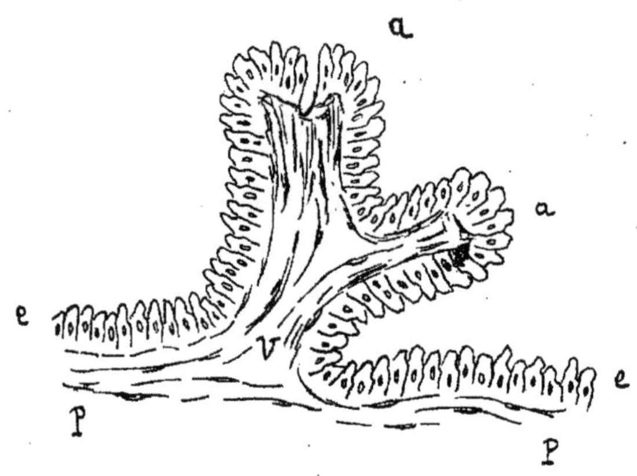

LÉGENDE :

FIG. IX. — *Papille.*

aa Deux papilles couvertes de longues cellules cylindriques muqueuses ; *p* paroi du kyste d'où partent des capillaires accompagnés d'un peu de tissu conjonctif.

Les grosses végétations en chou-fleur présentent, sur la coupe, un aspect absolument identique à celui que nous venons de décrire, la complexité apparente des divers aspects de la coupe résulte de la prolifération énorme de ces papilles simples ou composées, qui en arrivent à donner sur les coupes les figures les plus étranges. Le pédicule parfois assez volumineux, constitué par un axe conjonctif vasculaire, s'épanouit en une série presque indéfinie de ramifications papillaires, constituant chacune une végétation papillaire plus ou moins épaisse, dont l'extrémité se renfle parfois en battant de cloche, ce qui donne naissance à des arborisations en papilles secondaires, possédant, elle aussi, la même structure, c'est-à-dire constituées par un axe conjonctif, contenant des vaisseaux capillaires et recouvertes d'une ou plusieurs couches de cellules cylindriques, quelquefois cubiques, qui se désagrègent en certains points et tombent dans la cavité du kyste. C'est évidemment à la présence de ces végétations et à l'augmentation de la surface de sécrétion de la paroi kystique qui en résulte que sont dus l'augmentation de volume progressive du kyste en même temps que les hémorragies intra-kystiques sont causées par la rupture de certains vaisseaux capillaires contenus dans ces végétations.

2° Dans les épithéliomes à cellules cylindriques, constituant de **véritables tumeurs mammaires massives** et qui forment la seconde variété de cette catégorie de néoplasmes, entrent les kystes végétants (la structure étant absolument analogue).

On a affaire à un tissu aréolaire, constitué par des couches de volume variable, représentant des alvéoles, tapissées par une ou plusieurs couches de cellules cylindriques, très régulières, disposées parallèlement les unes aux autres. Ces alvéoles sont presque contiguës et les cloisons fibreuses qui séparent deux alvéoles contiguës sont absolument minces. Il arrive quelquefois que ces travées fibreuses sont plus épaisses et émettent une série d'excroissances et de végétations papillaires, constituées par un axe de tissu conjonctif recouvert de cellules épithéliales cylindriques disposées en couche régulière. D'autres fois, les anastomoses, entre ces travées, donnent naissance à des figures très complexes, formées de cloisons conjonctives de séparation, d'où partent des trabécules, émettant des papilles secondaires plus ou moins volumineuses ; toutes ces formations, travées principales, trabécules, papilles, aréoles sont tapissées par des cellules cylindriques ou parfois cubiques que nous avons déjà décrites.

Si nous cherchons à résumer les caractères de ces tumeurs et à tirer les conclusions qui s'imposent, nous voyons, qu'en somme, si ces tumeurs présentent plutôt des caractères qui les rapprochent du tissu glandulaire normal du sein, il en est d'autres qui permettent de constater qu'il s'agit là d'une déviation nette de la structure normale.

Dans certains états physiologiques, la grossesse et la lactation, ainsi que dans quelques variétés de tumeurs bénignes comme les adénomes purs et les fibro--adénomes, l'épithélium des culs-de-sac glandulaires, de cubique qu'il était, tend à devenir cylindrique ; mais, dans ces cas, la membrane hyaline propre des culs-de-sac et des conduits glandulaires est conservée, tandis que dans ces épithéliomes papillaires à cellules cylindriques qui dérivent vraisemblablement des cellules cubiques de remplacement qu'on aperçoit parfois sur des coupes, la membrane propre des culs-de-sac a toujours disparu dans les alvéoles et les cavités papillaires. Ce fait démontre bien que si le néoplasme débute vraisemblablement dans les glandes, au niveau des culs-de-sac glandulaires, dont l'épithélium, doué d'une activité de prolifération intense, se multiplie et change de forme au point de devenir absolument cylindrique, il ne s'agit pas moins là d'une véritable néoplasie, d'une déviation absolument caractéristique de la structure normale, qui indique la tendance à la désorganisation totale du tissu mammaire et à la production d'une véritable néoplasie maligne.

Bien que le plus grand nombre de ces tumeurs soient d'évolution généralement bénigne, il n'en reste pas moins vrai qu'elles peuvent évoluer, dans certains cas, comme des néoplasies malignes infectantes et qu'elles sont capables de se généraliser d'abord au système ganglionnaire, envahir toute l'économie.

Tel est le cas de Péan, relaté par Cornil, dans lequel un ganglion axillaire était envahi par des masses épithéliales à cellules cylindriques, ainsi qu'une tumeur, de la mamelle chez une chienne, dans lequel on avait affaire à un sarcome avec épithéliome papillaire à cellules cylindriques. Les masses sarcomateuses très abondantes, siégeant dans le tissu conjonctif, envahissent le tissu glandulaire et se substituent à eux. Il y avait en même temps des îlots ramollis, formés de végétations papillaires minces, arborisées, très nombreuses, hérissées de tous côtés et couvertes de longues cellules cylindriques. Fig. x.

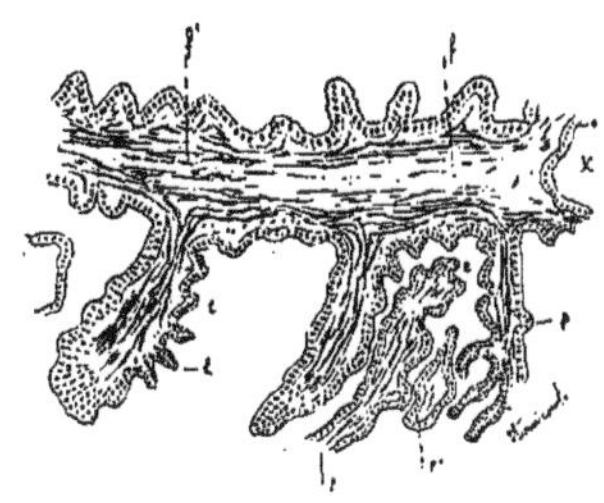

LÉGENDE :

Fig. X. — *Epithéliome papillaire à cellules cylindriques.*

f f Cloisons fibreuses épaisses donnant implantation aux papilles ; *p p p* papilles à ramifications asimétriques dépendant de cette cloison *f* recouvertes de cellules épithéliales ; *p* papilles provenant d'une partie opposée de la paroi kystique et offrant une direction inverse des précédentes ; *p* papille coupée en travers et croisant perpendiculairement les papilles *p* et *p'* ; *k* kyste voisin sans végétation apparente ; *c* cellules cylindriques tapissant ce kyste.

Dessin imité du Dr Rigault, tiré de Cornil. *Traité tum. du sein*, 1908).

Nous ne pouvons mieux faire que de terminer ce chapitre en citant les conclusions de CORNIL.

En résumé, ces épithéliomes papilllaires, qui ont une certaine ressemblance avec les adénomes purs et les fibro-adénomes papillaires, diffèrent des premiers par l'absence de membranes propres glandulaires et par l'abondance des papilles. Ils s'éloïgnent des fibro-adénomes par la minceur de leurs papilles, par la couche habituellement unique, par la longueur de leurs cellules épithéliales cylindriques, disposées régulièrement en palissade et surtout par cette production exubérante de cellules cylindriques.

C'est cette prédominance de la formation des cellules épithéliales, la désintégration du tissu mammaire, sous leur influence, qui cause la friabilité du néoplasme, son infiltration par un suc abondant, laiteux ; quand il contient beaucoup de cellules en suspension et par places, on a affaire à un véritable effondrement néoplasique.

Quelle est la place de ces tumeurs en anatomie-pathologique ?

Elles sont très analogues aux cancers à cellules cylindriques de l'intestin, mais on ne saurait mieux les comparer qu'aux kystes papillaires de l'ovaire, à l'épithéliome muqueux papillaire de Mallasez où aux épithéliomes kystiques du testicule. Telle préparation histologique de l'épithéliome papillaire du sein à cellules cylindriques ne peut être distinguée d'une préparation de kyste végétant de l'ovaire.

ÉTIOLOGIE

L'étiologie de cet épithéliome, ordinairement unique, siégeant sous le mamelon ou dans le centre de la mamelle est encore fort obscure.

Le traumatisme ne paraît avoir aucune influence sur le développement de cette tumeur : peut-être, agit-il en favorisant son accroissement, mais nous ne l'avons constaté nettement dans aucune de nos observations.

L'hérédité n'est citée que dans la minorité des cas.

Les auteurs invoquent plus justement le rôle de la grossesse : la plupart des cas relatés se présentant presque tous chez des femmes mariées ayant eu plusieurs enfants. Mais nous devons faire remarquer que l'on signale des cas identiques chez des femmes non mariées et chez l'homme.

Pour nous, nous croyons qu'une part plus importante revient à l'âge. Si dans un tableau statistique nous recherchons la fréquence de cette affection, suivant l'âge des malades, nous observons, qu'en règle générale, les sujets ont dépassé l'âge mûr :

Entre 20 et 30 ans	. . . .	1 cas.
» 30 et 40 »	. . . .	3 »
» 40 et 50 »	. . . .	9 »
» 50 et 60 »	. . . .	4 »
» 60 et 70 »	. . . .	5 »
» 70 et 80 »	. . . .	1 »

SYMPTOMATOLOGIE

Nous considérons deux périodes :

A. Au début, le malade consulte, en général, le médecin pour un écoulement de nature séreuse ou séro-sanguinolente se faisant par le mamelon. Cet écoulement consiste en un simple suintement ou prend le caractère d'une légère hémorragie. Il cesse parfois totalement ; le sujet se croit guéri, lorsque, après un laps de temps plus ou moins long, il réapparaît avec les mêmes signes ou plus abondant. C'est justement son intermittence qui frappe l'imagination des malades et les décourage.

Plus rarement, le début est marqué par des symptômes douloureux. Ce n'est point seulement une sensation de gêne, mais de vives douleurs que le sujet éprouve dans les seins, tels les malades de Cornil et Péraire, Re-

VERDIN et MAYOR, qui ont vu l'écoulement apparaître beaucoup plus tardivement.

Quelquefois, la tumeur ne révèle sa présence par aucun phénomène, mais c'est là l'exception. Incidemment, le malade a constaté, sous l'aréole ou dans la glande mammaire une tumeur petite, mobile, sans changement de coloration à la peau.

Quels que soient les signes du début, l'affection continue à évoluer lentement, et, au bout d'une période allant de trois mois à un an, arrive à la période de tumeur appréciable ou période d'état.

B. A cette époque, le malade éprouve une sensation de gêne dans les seins, ou bien s'alarme de l'accroissement progressif de la tumeur ; mais, le plus souvent, s'irrite de la persistance de l'écoulement. Celui-ci de séreux, séro-sanguinolent, prend les caractères physiques du sang. Il est plus ou moins abondant : tantôt c'est encore une simple gouttelette, tantôt c'est une véritable décharge de liquide par suite de la distension de la paroi.

L'inspection du sujet ne nous donne, d'ordinaire, aucun résultat. La peau est normale et rien à l'extérieur ne révèle l'existence de la tumeur. On signale, cependant, des cas où la peau se trouve légèrement soulevée, offre un aspect rosé et parfois est menacée d'ulcérations (cas de LE DENTU et BOWLBY). CORNIL et PERAIRE (1903) et plus récemment, AUVRAY (1907) ont même noté la rétraction du mamelon. S'il est vrai que l'inspection nous fournit peu de renseignements, il n'en est plus de même pour la palpation. Celle-ci nous permet de constater l'existence de cette tumeur. La main appliquée à plat sur la mamelle perçoit, sous l'aréole ou à l'intérieur de la glande mammaire, une tumeur du volume d'une noisette à celui d'un œuf de poule, rarement plus grosse. Cette tumeur, ordinairement unique, facile à limiter, mobile sur les parties sous-jacentes, ne présente, qu'exceptionnellement, des adhérences à la peau et des connexions avec les tissus voisins.

La pression, généralement non douloureuse, donne souvent issue à un écoulement plus ou moins abondant qui peut, dans certains cas, amener une disparition momentanée de la tumeur. S'il arrive parfois que ces tumeurs sont nettement fluctuantes, lorsqu'il s'agit de véritables kystes du sein pouvant atteindre un volume considérable, elles sont, le plus souvent, fermes et élastiques plutôt que véritablement dures.

A part les cas de Pean, Reverdin, Faguet, Le Dentu, où les ganglions étaient engorgés mais dont le volume, néanmoins, ne dépassait pas celui d'un haricot, les ganglions sont rarement atteints, ils ne sont ni hypertrophiés, ni indurés.

L'état général reste longtemps excellent. L'amaigrissement est tardif, à cause de la marche lente de la maladie et son peu de tendance à se généraliser.

DIAGNOSTIC

Le diagnostic de cette variété de tumeurs nous semble cliniquement difficile.

Le malade est atteint d'une tumeur ferme, élastique, mobile sur la glande. La tumeur du volume d'une noisette à celui d'un œuf de poule, roule, se déplace sous le doigt, est indolente à la pression. La peau qui la recouvre est saine, l'aisselle est libre, le mamelon n'est pas rétracté et laisse écouler un liquide séreux ou sanguinolent. Voilà le cas type.

En second lieu, nous pouvons avoir une tumeur fluctuante qui présente les mêmes caractères, avec ou sans écoulement. Nous savons que l'une ou l'autre variété de tumeurs est ancienne et à marche lente. Or, même dans ces cas, nous n'avons aucun signe pathognomonique nous permettant de faire le diagnostic. Cliniquement, nous reconnaissons que la tumeur est bénigne, mais est-ce un adénome, un fibrome, un kyste simple, etc. ? Nous ne le savons pas. L'écoulement séreux ou séro-sanguinolent ne serait qu'un signe de probabilité.

Si nous considérons alors les cas où les ganglions de l'aisselle sont engorgés, où la tumeur contracte des adhérences avec la peau ou la glande mammaire, où le mamelon est rétracté, il nous est facile d'admettre que le diagnostic reste très souvent en suspens et que le clinicien hésite entre les diverses tumeurs d'origine inflammatoire ou cancéreuse.

Diagnostic avec les tumeurs bénignes.

L'adéno-fibrome et le sarcome sont des productions de la jeunesse apparaissant entre 15 et 30 ans.

La première tumeur se distingue par la netteté de son contour, sa grande mobilité, son défaut d'adhérences aux parties profondes et aux téguments. Le sarcome, lui, se signale par son accroissement très lent au début, sa marche rapide dans la suite, le soulèvement de la peau qui s'amincit et se distend, l'apparition de nombreuses veines qui sillonnent les téguments ; enfin, son indolence à la pression et l'absence d'engorgement ganglionnaire. Le diagnostic avec l'épithéliome papillaire se pose parce que dans cette variété de tumeurs il se produit, parfois, par le mamelon, un écoulement séreux ou séro-sanguinolent.

Les kystes simples du sein, qui sont absolument bénins et très rares après 40 ans, présentent une fluctuation bien nette, siègent, d'ordinaire, à une petite distance du mamelon et se distinguent des kystes avec production épithéliale par l'absence d'écoulement par le mamelon et d'oscillations dans leur volume.

La bilatéralité de l'affection, la difficulté de l'isolement de la tumeur, la présence d'un écoulement non composé de sang, la sensation d'une multitude de grains de plomb à la palpation nous feront penser à la maladie de Reclus.

Diagnostic avec les tumeurs inflammatoires

Le diagnostic avec la mammite chronique est parfois difficile.

L'inflammation chronique de la mamelle se révélera par l'étude des commémoratifs (contusion, anciens abcès du sein, écorchures du mamelon), la douleur à la pression, la présence de plusieurs noyaux indurés, les oscillations dans le volume de la glande, et, enfin, l'engorgement ganglionnaire au début, avant toute adhérence à la peau.

Nous ne confondrons pas l'épithéliome papillaire avec la tuberculose mammaire. Cette affection se caractérise pas son siège de prédilection sur le segment externe, sa forme irrégulière due la présence des tubercules, sa marche rapide, l'engorgement ganglionnaire primitif, les adhérences, dès le début, avec la peau et es tissus environnants, l'apparition de trajets fistuleux laissant s'échapper un liquide grumeux et, enfin, les stigmates de la tuberculose chez le sujet.

Il nous sera permis de songer aux gommes syphilitiques, lorsque la tumeur ne pourra être rattachée à aucun des groupes précédents. Les antécédents du malade et l'état actuel aideront au diagnostic et le traitement spécifique sera la pierre de touche.

Diagnostic avec les tumeurs malignes.

C'est le diagnostic qui importe le plus, puisque c'est de lui que découle la conduite à tenir.

Lorsqu'il s'agit d'un squirrhe du sein, l'adhérence intime de la tumeur à la glande mammaire, à la peau, la rétraction du mamelon, la dureté spéciale de la tumeur, l'existence de douleurs vives, la présence de ganglions axillaires ne laissent pas place à la confusion.

Dans les cancers massifs du sein, à forme encéphaloïde, l'accroissement rapide, les douleurs, l'engorgement ganglionnaire précoce constituent autant de signes de malignité qui différencient cette catégorie de tumeurs d'avec les tumeurs bénignes, dans lesquelles la limitation plus nette, l'état longtemps stationnaire, l'absence d'adhérences à la peau, l'envahissement ganglionnaire tardif fournissent un ensemble de symptômes le plus souvent très net.

Il faut rappeler ici que certains kystes végétants peuvent subir la transformation maligne ; ce changement dans la marche de la néoplasie, très difficile à apprécier à son début, au point de vue clinique, se caractériserait par l'apparition de phénomènes qui traduisent, le plus souvent, la transformation d'un adénome en une tumeur cancéreuse maligne et que nous venons de décrire plus haut.

Pronostic, Marche, Terminaison.

Si nous nous basions sur l'examen de certaines de ces tumeurs comme celle de Pean, où on a noté une dégénérescence des ganglions axillaires, ou celle de Reverdin et Mayor, où le sujet est mort de généralisation cancéreuse, nous serions obligé d'admettre, pour cet épithéliome, une malignité qu'en réalité il ne possède pas. Les faits cités plus haut nous paraissent, en effet, exceptionnels. Bien des malades, opérés de ce genre d'affection et suivis après la guérison de l'opération, ne présentèrent jamais de récidives. Et c'est pourquoi nous pensons devoir porter un pronostic moins sévère et accepter ces conclusions de Cornil. « De même que pour les kystes de l'ovaire, dont quelques-uns se généralisent au péritoine, tandis que la majorité d'entre eux seraient de nature bénigne, nos épithéliomes, dit-il, peuvent exceptionnellement se conduire en cancers ».

TRAITEMENT

La conduite à tenir varie, suivant qu'il s'agit d'un kyste du sein de volume variable avec absence de lésions de l'ensemble de la glande mammaire ou d'une tumeur massive intéressant tout ou une partie du sein.

Quand la tumeur est petite, mobile sur les parties sous-jacentes, sans adhérences avec la peau, fluctuante, indolente à la pression, que l'on ne sent de ganglions ni dans l'aisselle, ni dans le creux sus-claviculaire, on peut se borner à l'extirpation partielle de la glande mammaire en empiétant largement sur les tissus environnants.

Mais, s'il s'agit d'une tumeur massive, si le chirurgien trouve au contraire, des adhérences avec la peau ou les parties profondes ; s'il perçoit des ganglions, si petits soient-ils, il devra procéder à l'extirpation complète de la mamelle, suivie d'un curage de l'aisselle. Il agira de même en présence d'une tumeur récidivante ou, si pendant le cours de l'ablation d'une tumeur considérée comme bénigne, il remarque, par suite de la rupture accidentelle de la paroi kystique, une masse bourgeonnante faisant saillie dans la cavité, ou encore s'il rencontre des ganglions que la palpation ne lui avait pas permis de reconnaître dès le début.

CONCLUSIONS

1° Les kystes du sein peuvent être le siège, sur leur paroi interne, de végétations plus ou moins volumineuses, sessiles ou pédiculées, absolument analogues à celles que l'on rencontre dans les kystes de l'ovaire.

2° Le développement des kystes du sein aux dépens de canaux galactophore dilatés ou des acini et culs-de-sac glandulaires de la mamelle rend compte de la pathogénie et de la nature des végétations intra-kystiques.

3° Le plus souvent, ces végétations sont constituées par des papilles recouvertes d'un épithélium cylindrique, extrêmement régulier. Elles présentent le type de tumeurs que Cornil a décrites sous le nom d'épithéliomes papillaires à cellules cylindriques de la mamelle et qui s'observent à l'œil nu non seulement sous forme de végétations intra-kystiques, mais revêtent, parfois, l'aspect de véritables tumeurs massives.

4° Dans la plupart des cas, le type de structure histologique démontre la nature bénigne de ces formations végétantes intra-kystiques qui ressemblent, par certains points, aux adénomes purs et aux fibro-adénomes papillaires. On peut, cependant, observer une véritable transformation maligne, carcinomateuse de la paroi kystique.

5° Le diagnostic de ce genre d'affections ne peut être fait qu'exceptionnellement. On peut supposer l'existence de végétations intra-kystiques, il est impossible de l'affirmer.

6° Le traitement consistera dans l'amputation partielle ou totale du sein avec curage de l'aisselle, si nécessaire.

INDEX BIBLIOGRAPHIQUE

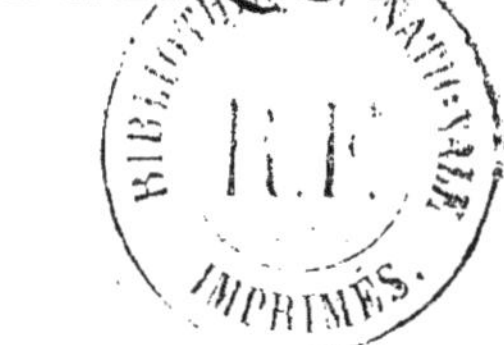

—

Société anatomique de Nantes. — 1884.

Société anatomique. Paris, 1886, 1897, 1898.

BATTLE. — *Duct cancer of the breast.* (Transact. of the Pathol. Soc. of London, 1888).

BARKER. — *On the histology of a case of so called. « Duct Cancer »*. British medical Journal, 1890.

BINAULD et BRAQUEHAYE. — *Traité de chirurgie,* Le Dentu et Delbet, 1896.

BILTON-POLLARD. — *Duct papilloma of the breast.* (Transact. of the Pathol. Soc. of London, 1886).

AUTH. A. BOWLBY. — *Cases illustrating the clinical course and structure of duct cancers or villous carcinomas of the breast.* (Saint Bartholomew's hospital Reports. 1888).

AUTH. A. BOWLBY. — *The clinical course, diagnosis and structure of duct cancers or villous carcinomas of the breast.* (Lancet, 1893).

BROCA. — *Traité des tumeurs du sein.*

CORNIL et RANVIER. — *Manuel d'histologie pathologiq.* 1884.

CORNIL. — *Tumeurs du sein,* 1908.

DUPLOY et RECLUS. — (1899. *Traité de chirurgie*).

LE DENTU. — *Traité des cancers du sein,* 1902.

FORGUES. — *Pathologie externe,* 1906.

J. GODLÉE. — *On anomalous form of blood cept.* (Trans. of the Pathol. Soc. of London, 1876).

HAMILTON WHILEFORD. — *Plastic resectum of the breast.* (British medical Journal, 1908).

LABBÉ et COYNE. — *Traité des tumeurs bénignes du sein.* 1876.

LABRUNIE.— *Epithélioma dendritique du sein.* (Thèse Bordeaux, 1894).

W. MITCHELL BARCK. — *Cysts of the breast.* LEISOMIAN Lectures. Med. Soc. trans. Vol. XXII, 1901.

MONOD. — *Contribution à l'étude des tumeurs non carcinomateuses de la mamelle.* (Archives de médecine, 1875).

NUNN. — *Duct cancer of the breast.* Trans. of the Pathol. Soc. of London, 1889).

NELATON. — *Kystes de la mamelle.* (Gaz. des hôpitaux, 1851).

A. PILLIET. — *Dégénérescence épithéliale des ganglions à la suite des tumeurs carcinomateuses du sein.* (Soc. de biolog., 1886.)

B. PITTS. — *Villous carcinoma of the breast.* (Trans. of the Path. Soc. of. London, 1888.)

REINHARD. — *Ueber cystenbildung. Cystosarcoma mammæ proliferum,* path. anat. Untersuchrugen.

REVERDIN et MAYOR. — *Revue médicale de la Suisse Romande,* 1890.

RECLUS. — *Traité de chirurgie,*

ROBERTS. — *Cysts of the breast.* (Medical Society of London, 1900).

ROBINSON. — *Duct cancer of the breast.* (Transact. of the Path. Soc. of London, 1889, 1898).

SEVESTRE. — *Kystes multiples de la mamelle avec productions papillaires à leur intérieur.* (Gazette des hôpitaux, 1868).

R. SICRE. — *Contribution à l'étude de la mamelle, maladie de Reclus.* Thèse de Paris, 1890.

TILLAUX. — *Traité de chirurgie clinique,* 1900.

ZIEGLER. — *Traité d'anat. patholog.* 1903, p. 1096.

WILLIAMS. — *Diseases of the breast.* (British medical journal, 1894).

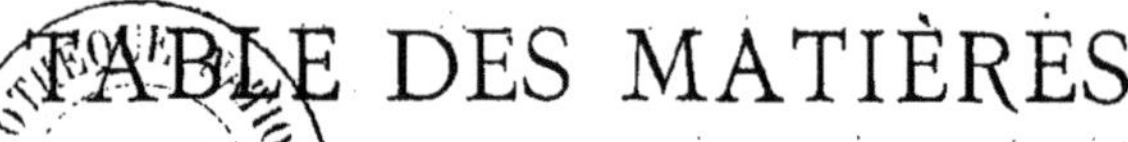

TABLE DES MATIÈRES

Lille, E. DUFRÉNOY, éditeur, 8, rue Jean-Bart.

www.ingramcontent.com/pod-product-compliance
Ingram Content Group UK Ltd.
Pitfield, Milton Keynes, MK11 3LW, UK
UKHW020404230726
13925UKWH00003B/1252

9 782019 258771